U0051992

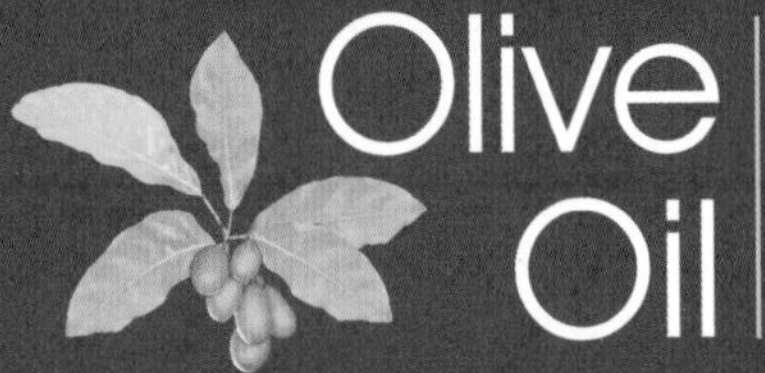
Olive
Oil

Olive
Oil

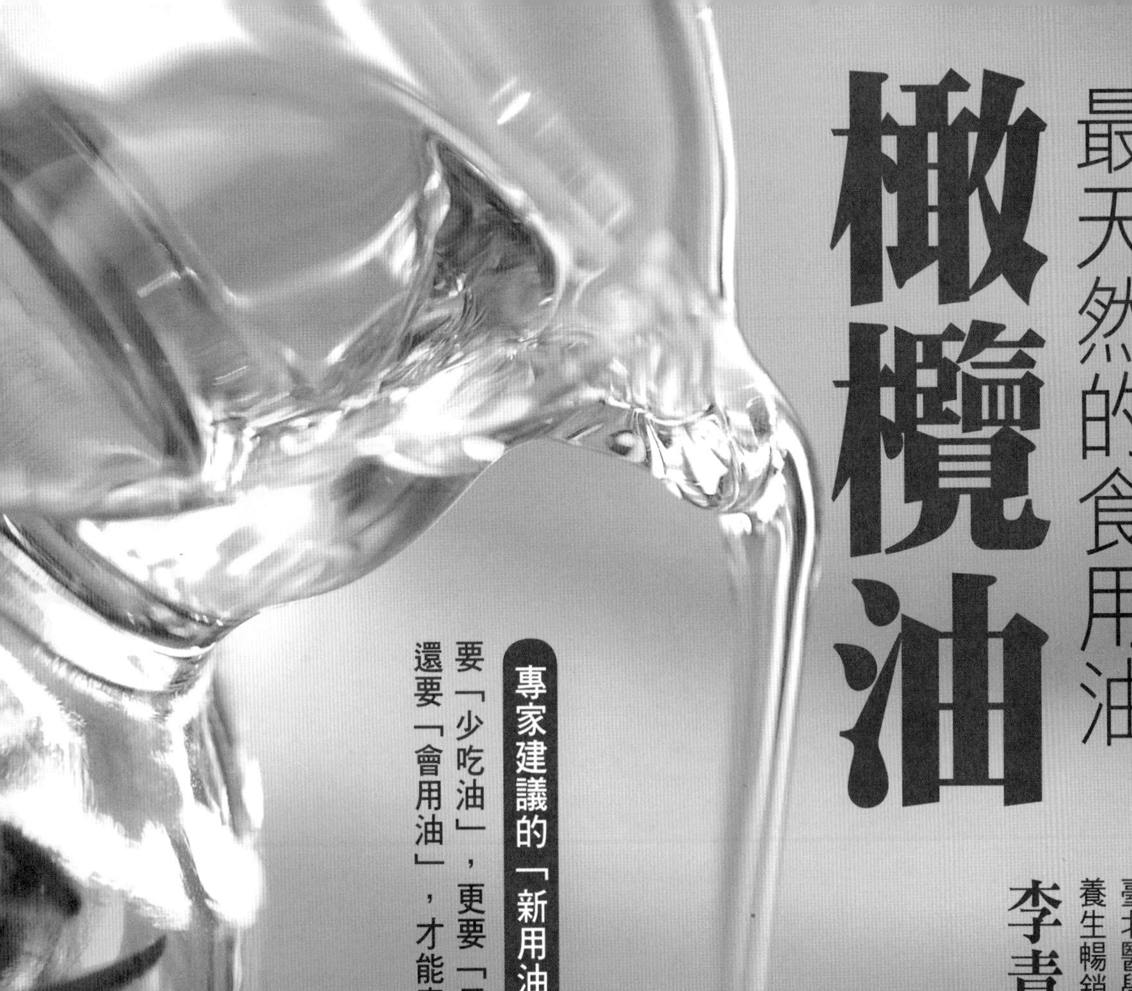

橄欖油

最天然的食用油

臺北醫學大學附設醫院營養師
養生暢銷書作家
李青蓉 審定推薦

專家建議的「新用油觀念」！

要「少吃油」，更要「用好油」，
還要「會用油」，才能真健康。

Olive Oil

推薦序
preface

少吃油，更要吃好油、會用油

在臨床上，常有許多患者跟我說：「我總是吃很少油了，為什麼還是高膽固醇？」或者是「已經少吃油了，為什麼還會高血脂？」這些患者的想法的確值得我們認真來探討，其實營養觀念，「少吃油」的確會較健康，但正確的是要「吃好油」，更要「會吃油」，才能得到真正的健康。

經科學實驗證明，橄欖油含有單元不飽和脂肪酸高達百分之七十七，單元不飽和脂肪酸能降低對人體有害的低密度膽固醇（即壞膽固醇，LDL），兼能保留有益的高密度膽固醇（即好的膽固醇HDL），有助保持心臟、血管健康。此外，橄欖油亦含有維他命A、D、K，可增加鈣質吸收和骨骼成長，另含有維他命E，具抗氧化作用，讓身體更健康。在烹調上，由於具備可以高溫炒炸的特性，廚房不易沾染油漬，保持居家環境衛生，降低主婦吸入過多油煙。

對嬰幼兒來說，橄欖油有助於平衡新陳代謝，促進兒童神經系統，骨骼和大腦發育。對成年人來說，橄欖油有助於防止動脈硬化，心血管疾病，糖尿病和消化系統失調等。對老年人來說，橄欖油對於骨質疏鬆有很好的預防作用，可以減緩細胞膜的衰退變化，從而延緩衰老。橄欖油所含的多種營養成分，對於肌膚十分有利，是一種安全可靠的美容佳品，在西方被譽為

「美女之油」。

由此可知，橄欖油可以說是一種健康食品，本書詳細的介紹橄欖油的來源、如何製作生產、品質好壞分類和選擇以及橄欖油的營養成分和功效，最後還有食譜供讀者參考，是本介紹橄欖油的好書。

因為一般在市面上所售橄欖油均屬加工過的產品，是否真正有效，還有待各位讀者睜大眼睛，多比較、多觀察才能做出智慧的判斷。但是看完此書，我確信大家都可以非常輕鬆、正確的選擇對身體有益的橄欖油。

李青蓉

學歷：臺北醫學大學保健營養學系碩士
現任：臺北醫學大學附設醫院營養室營養師兼組長
經歷：林口長庚醫院新陳代謝科營養師、持有營養師、藥師及丙級廚師證照
著作有《100防癌健康餐》、《有鈣最健康》、《瘦美人廚房》、《調經湯水》、《兒童減重食譜》、《上班族活力蔬果汁》、《曲線窈窕蔬果汁》等，並參與多本雜誌及書籍的著作，常受邀請參加各類的營養宣導活動，並主辦多次的營養教育課程

前言
preface

好油，能夠讓你更健康

「炒菜要用什麼油比較好？」「橄欖油真的比較好嗎？」「用好油就會比較健康嗎？」……生活中，我們總離不開「油」，到過大賣場的朋友們一定也看過，貨架上林林總總的油品，即使沒有三、四十種，也至少有個二、三十種，清香油、橄欖油、沙拉油、葵花油、芥花油……到底哪一種油才是好油？好油真的能夠讓我們健康加分嗎？

看起來簡簡單單的一瓶油，學問並不小，如果沒有很全面性的瞭解，即使拿到了一瓶好油，恐怕也沒有辦法吃出健康來。所以，嚴格說起來，選擇油品的標準應該是依自己的烹調習慣來做選擇，才是王道。

近年來，很多專家學者都在提倡使用植物油，但可能就有人會想問了，難道動物油就不好嗎？其實，不同的油脂差別在於脂肪酸比例的不同。脂肪酸可分成飽和脂肪酸、單元不飽和脂肪酸及多元不飽和脂肪酸等三類。

一般而言，健康的成年人飲食中的油脂會建議這三類的油脂比例是一：一：一。食物中如全脂奶、蛋、肉、糕餅及點心等原本就含有較多的飽和性脂肪酸，所以一般烹調用油才會建議以含有單元不飽和脂肪酸及多元不飽和脂肪酸的植物油為主。多元不飽和脂肪酸雖然可以降低體內壞的膽固醇，但也會使身體內好的膽固醇也下降，而單元不飽和脂肪酸這幾年較受注目的原因則是，它不但會降低壞的膽固醇，更不會使體內好的膽固醇減少。也就是說，把好的留下來，而把壞的給趕走了。

所以對有心血管疾病的人或血脂高的人，更應該選擇含有單元不飽和脂肪酸較高的油脂。橄欖油是近年來受到最多肯定的一種油品，它不但含有豐富的營養素，且因為它在製成的過程中，不含任何化學成分，以至於可以用在包含美容等地方，用途十分廣。然而，我們之前也說過，一瓶好油，如果使用不當，最後的結果也是不好的，因此，全面的認識橄欖油、知道橄欖油的營養價值，才能正確的使用橄欖油，讓它的營養充分被人體所吸收。

橄欖油是少數油品中，能夠內服也能夠外用的，它不但可以煎、煮、炒、炸，還能夠用來做面膜等各種美容、美髮用品，此外，它還是想養生的人不可或缺的營養品之一，經常食用橄欖油，不僅能預防心血管疾病的發生，還能減少癌症發生的機率。根據專家建議，要「少吃油」，更要「用好油」，還要「會吃油」，才能真健康。因此，不要以為少吃油就能獲得健康，真正的健康在於你是否會吃好油，且正確的用油。

對一個家庭來說，最好的用油即是橄欖油，因此，若是您家的廚房還在使用沙拉油或豬油的話，現在開始就多準備一種油，也就是橄欖油吧！可別因為價位稍貴而卻步，因為健康可不是金錢所能夠衡量的呢！

目錄
CONTENTS

你一定要知道的橄欖油

Part 2

橄欖油的健康價值

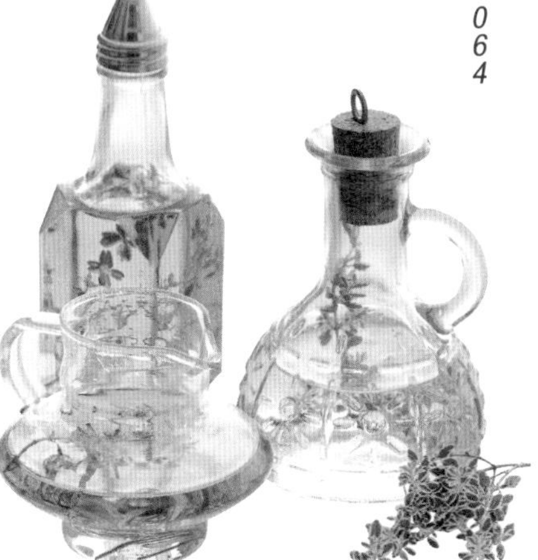

目錄 CONTENTS

橄欖油的美容價值

Part 4

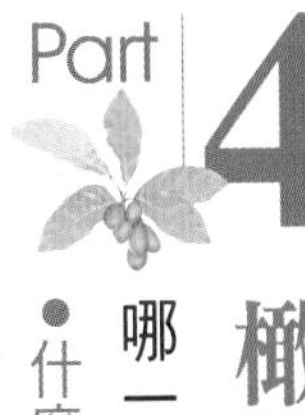

橄欖油的食用方法

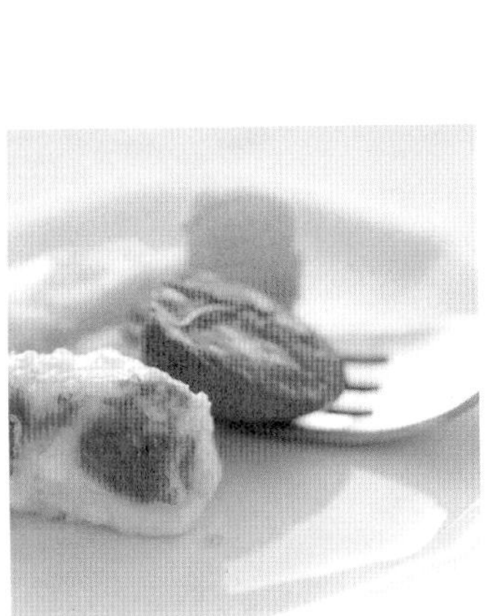

目錄
CONTENTS

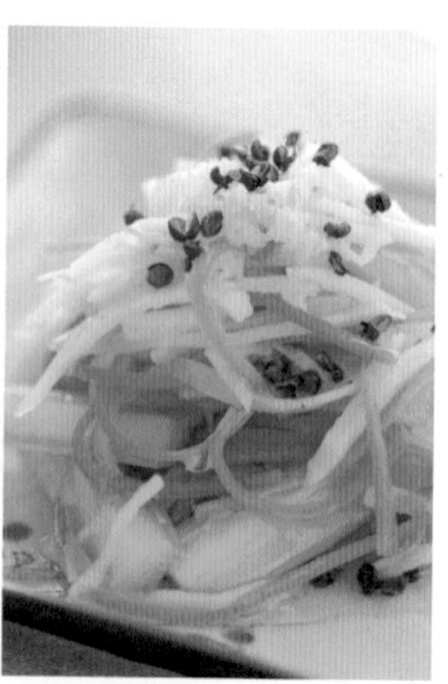

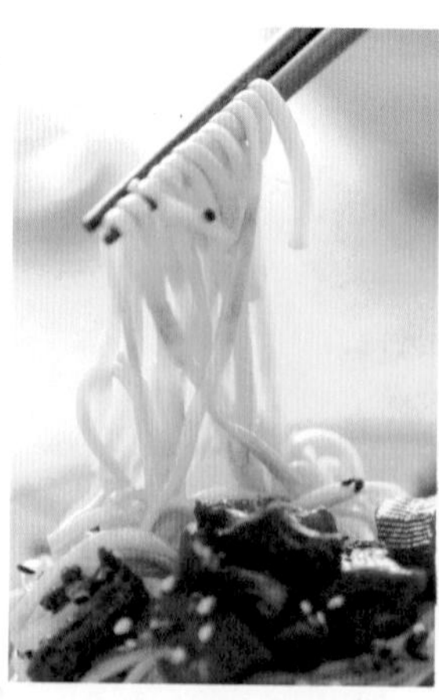

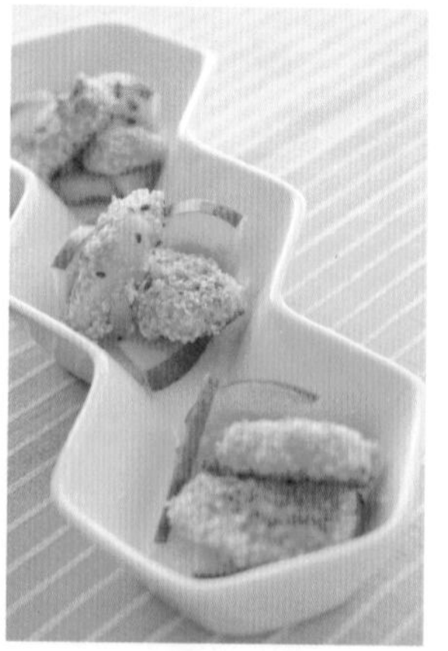

1 你一定要知道的橄欖油

Olive Oil

橄欖油有許多等級，
學會辨別等級，
能幫助油脂的吸收。
就讓我們一起來領略
橄欖油的基本知識，
輕鬆做個橄欖油通。

橄欖油是怎麼來的？

從油橄欖果實中榨取的油稱為橄欖油，油橄欖原產於小亞細亞，是具有悠久歷史的一種樹種，主要分布在具有油橄欖生長所需的最適宜的土壤和氣溫、日照、空氣濕度，以及降水量等氣候條件的地中海沿岸地區，目前世界各國亦引種栽培。

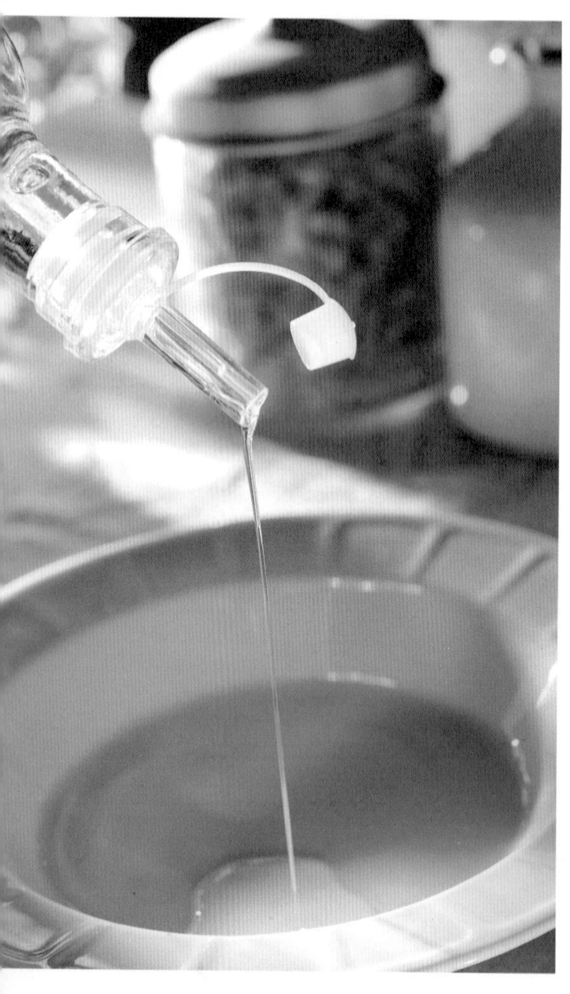

橄欖油小檔案			
學名	Olea europaea L.	別名	洋橄欖、齊墩果
英文名	olive	科名	木犀科Oleaceae

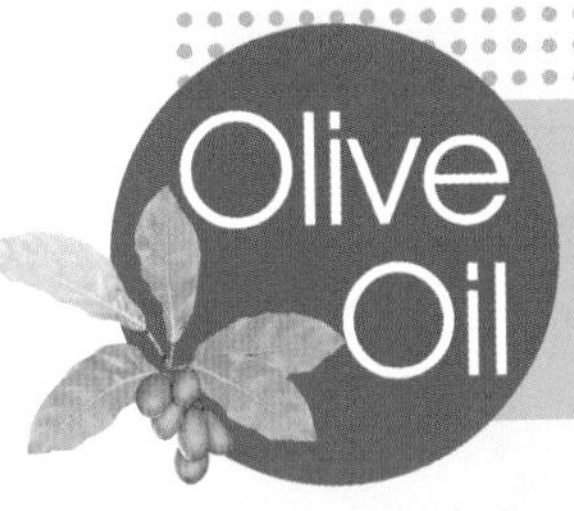

橄欖油的採收方式

橄欖油是直接從新鮮的橄欖果實中採取機械冷壓的方法榨取、經過過濾處理除去異物後得到的油汁，在沒有機器前，提取橄欖油的程序也相當簡單，首先，用棍棒敲打樹枝，然後把掉下的橄欖收集起來，用磨石把果實連同果核整個壓榨，再把除去渣滓的汁液倒進沉澱缸裡。等到汁液中的油和水分分離之後，橄欖油就提取完成，即可使用。

目前，橄欖油的採收方式大致分兩種：

1. **採摘樹上果實：**由於橄欖是一種很容易受傷的果實，因此以人工的方式一顆顆的採收，也有以長棒敲打樹枝，讓果實自然掉落，不論哪種方式，都十分費工。
2. **採收機採收：**利用安裝在橄欖樹幹上或粗枝上的震動採收機採收，在採收前需在地面上先鋪上網子，以免掉落的果實摔傷。

橄欖油的製造方法

為了確保油品的新鮮度，採收下來的果實必須立刻榨出油來，以免果實壞掉。

目前，橄欖油的製造方法有三種：

1.**壓榨法**：壓榨法是最傳統的方法。首先，將橄欖以石臼壓碎，再攤平在圓形的墊子上，再從上面加二百五十至四百五十公斤左右的壓力，壓出橄欖果實中的油分和水分，然後再以沉澱法或離心分離機分離出油來。

2.**離心分離法**：這是近年來較為普及的方法。利用高速旋轉的分離機將橄欖果實粉碎，然後將攪拌混合果實肉的糊，再放入高速旋轉的分離機中，分離出油分和水分，以及殘留的果肉，取出油分。

3.**過濾法**：這是最新的方法，先將橄欖果實搗碎成糊狀，再將鋼板插入其中，抽出鋼板後，再收集鋼板上附著的油分，這個方法是利用油和水表面張力差的原理，取得油分較為簡單。

橄欖油的分類

橄欖油可以依照壓榨次序而分為三大等級，隨著每一次壓榨，橄欖油的非皂化部分就會減少，抗氧化的威力也會減低，而橄欖油最重要的指標則是酸價，但是每一個級別都有自己的生化指標及感官。

Extra Virgin Olive Oil特級冷壓橄欖油

這是最高等級的橄欖油，果實必須在從橄欖樹下摘下後的二十四小時內清洗、吹乾，再將果實打碎、擠壓，過濾乾淨，沒有添加任何化學成分，製造過程必須在攝氏三十度以內冷壓的溫度製造。歐盟組織規定，Extra Virgin Olive Oil的過氧化價須低於百分之二十（milliequivalents of active oxygen/kg Oil），酸度介於百分之〇・一至百分之〇・八之間，多酚類和營養素最豐富，是許多人心目中的頂級橄欖油，當然，價格也不便宜。

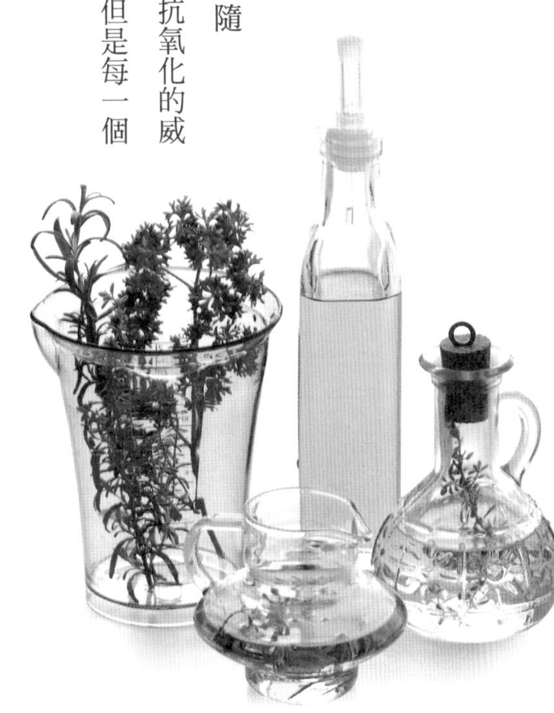

Pure Olive Oil精純橄欖油

就是Extra Virgin Olive Oil（特級冷壓橄欖油）的再造。

製造過程與第一道冷壓油相同，是冷壓橄欖油經精製加工，不過還是必須再加入百分之五至二十比例的特級冷壓橄欖油，穩定性高，比其他食用油更適合烹飪及油炸，也適合口感淡的喜好調製成沙拉醬、烤肉醬，或醃製肉品等用途。

Pomace Oilve Oil橄欖粕油

屬於耐高溫的橄欖油。

橄欖果泥以物理方式提油，並經脫膠、脫酸、脫色及脫味等加工步驟，再加入百分之五至二十的特級冷壓橄欖油，且未加其他油類。

除以上的分類外，特級原生橄欖油又有有機特級原生橄欖油和原產地保護認證（PDO）特級原生橄欖油，這兩種橄欖油是世界橄欖油中最高級別的橄欖油。

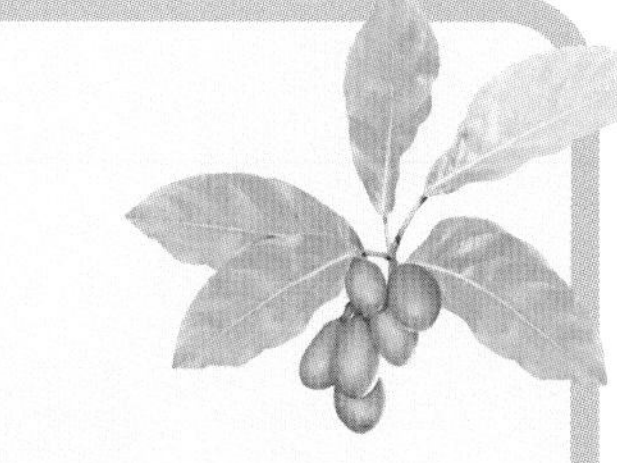

橄欖油分類比較

Extra Virgin Olive Oil特級冷壓橄欖油

特級冷壓（冷壓）橄欖油			
榨取方式	冷壓	油色	黃至綠色
適　用	拌炒菜、拌麵、沾麵包，及調理沙拉醬。		

Pure Olive Oil精純橄欖油

精純橄欖油			
榨取方式	冷壓	油色	金黃色
適　用	油炸、調理沙拉醬、烤肉醬或醃製肉品。		

Pomace Oilve Oil 橄欖粕油

淡味橄欖油			
榨取方式	熱壓	油色	偏綠色
適　用	一般烹調用。		

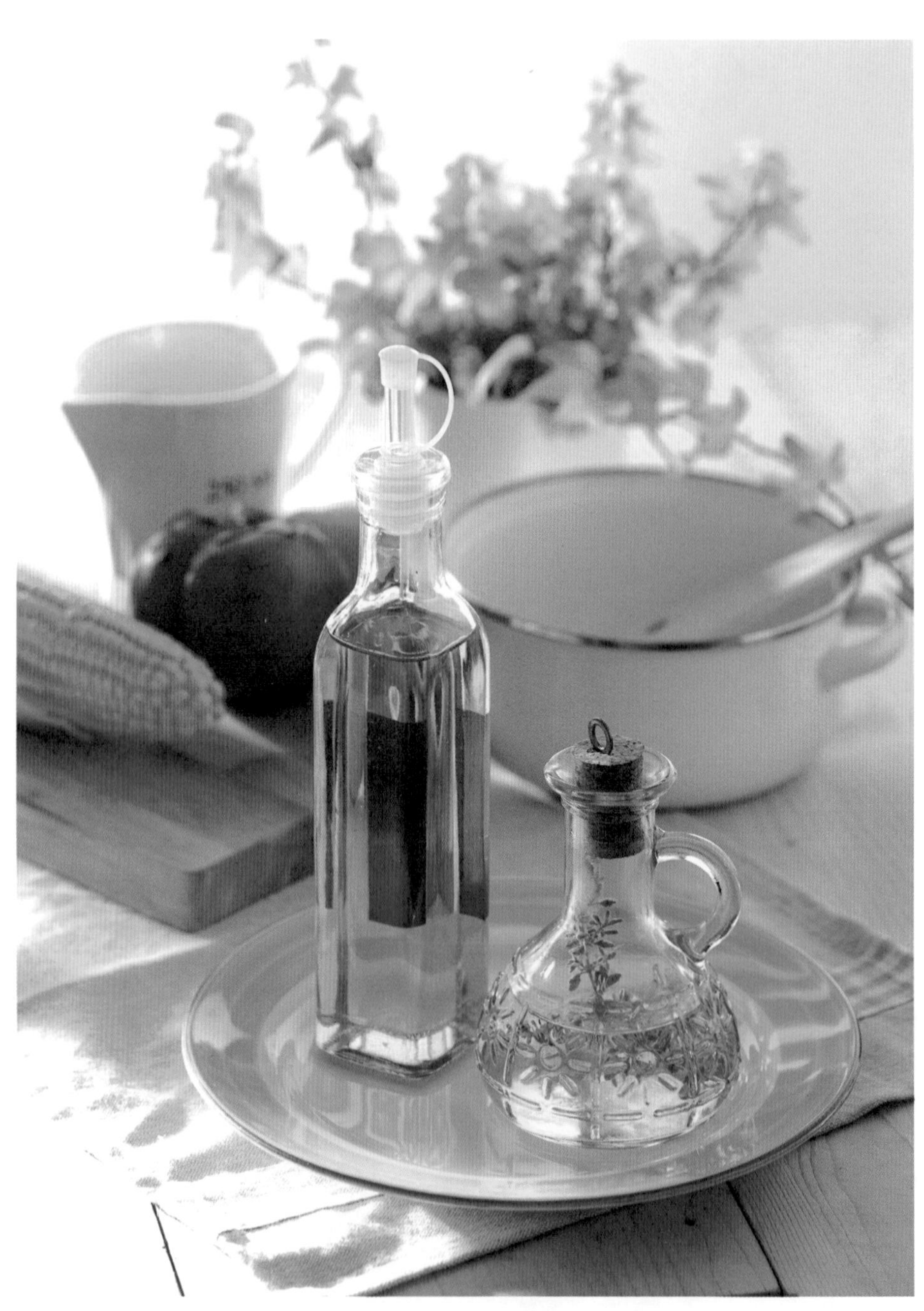

橄欖油的營養成分

橄欖油的營養成分十分豐富，不只是調理美味佳餚不可或缺的要角之一，還含有人體最需要的單元不飽和脂肪酸、維生素A、D、E、K、葉綠素及磷脂酸等，可說是一種極健康的食用油。

想知道橄欖油的營養成分有哪些，從瓶子後面貼的營養成分標示貼紙，就能有初步的認識。

◎單不飽和脂肪酸

橄欖油中含有百分之六十六至九十的單不飽和脂肪酸。單元不飽和脂肪酸除了能供給人體大量的熱能外，還能調整人體血漿中高、低密度脂蛋白膽固醇的比例，防止人體內膽固醇過量。

◎多不飽和脂肪酸

橄欖油中含有百分之四至二十二左右的多不飽和脂肪酸。多不飽和脂肪酸又可分為omega-3脂肪酸（主要為亞麻酸）和omega-6脂肪酸（主要為亞油酸）是人體所必需的且人體

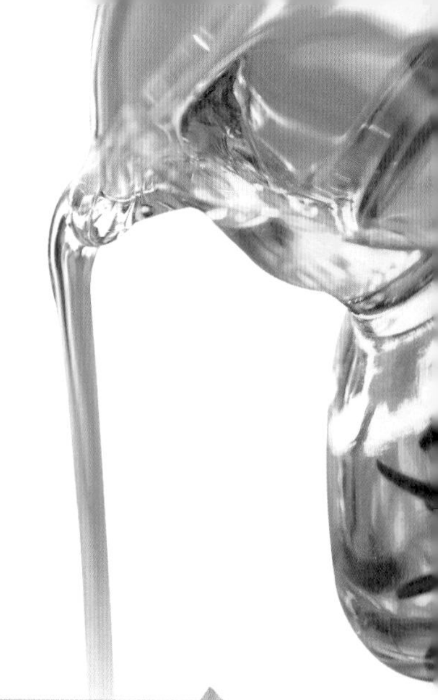

又不能自身合成的脂肪酸，也叫做必需脂肪酸，當人體的必需脂肪酸含量omega-3脂肪酸和omega-6脂肪酸的比率為一比四時，病菌較難侵入人體，而橄欖油中所含的必需脂肪酸的比例正好是一比四，和母乳相似。

橄欖油的主要營養成分

脂肪酸	油酸（70-80%）	不飽和脂肪酸
	亞油酸（4-20%）	
	亞麻酸（1.5%）	
	棕櫚酸（8-14%）	飽和脂肪酸
	硬脂酸（3-6%）	
微量成分	礦物質	鈣
		鐵
		鉀
	維生素	生育酚類（維生素E）
		胡蘿蔔素誘導體（維生素A等）
		脂溶性維生素類（維生素A、D）
		水溶性維生素（維生素C）
	其他	脂醇類
		環阿爾廷醇
		多酚（羥酪醇等）
		葉綠素

◎多種維生素

橄欖油含有每百克〇・〇三到〇・三六毫克的β–胡蘿蔔素；一・二至四十三毫克的維生素E，及維生素A、D、F、K等多種脂溶性維生素，是人體器官必須的營養物質，也因此當今醫學界把橄欖油公認為最益於健康的食用油之一。

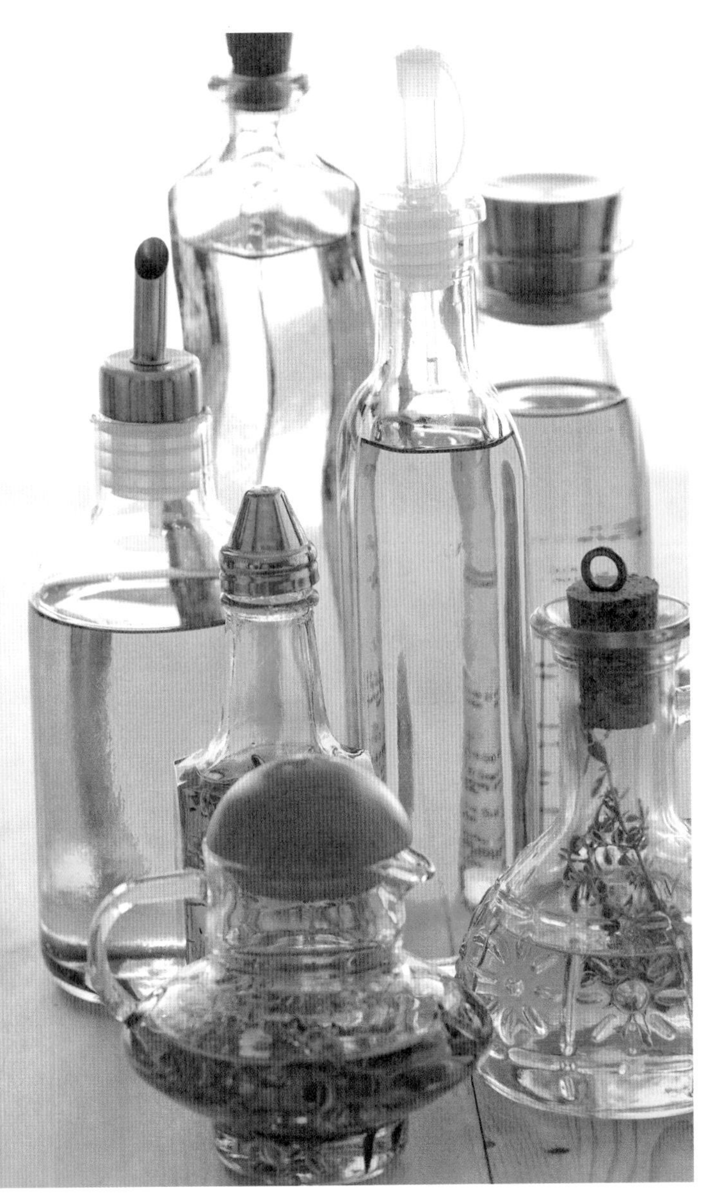

橄欖油有什麼用？

橄欖油除了可以用來炒菜外，其實還有許多作用。現代醫學研究證明，橄欖油不但具有降血脂、降膽固醇，預防多種癌症等健康功效，還有非凡的美容功效，現在，我們就先來看看橄欖油的健康功效有哪些。

橄欖油用在健康方面

◎改善血液循環：橄欖油能防止動脈硬化及動脈硬化併發症、高血壓、心臟病、心臟衰竭、腎衰竭、腦出血等血液循環方面的問題發生。

◎促進消化系統：橄欖油能提高胃、脾、腸、肝和膽的功能，預防膽結石，並對胃炎和胃十二指腸潰瘍有療效，此外橄欖油還有一定的通便作用。

◎增強內分泌系統：橄欖油能提高生物體的新陳代謝功能，一般人食用橄欖油後，體內的葡萄糖含量可降低百分之十二，所以目前橄欖油已成為預防和控制糖尿病的最好食用油。

◎強化骨骼系統：橄欖油能促進骨骼生長，促進礦物質的生成和鈣的吸收，所以在骨骼生長期，以及在防止骨質疏鬆方面有很重要功用。

◎預防癌症：由於橄欖油中的脂肪酸有抗氧化物作用，並含有微量元素，能防止某些癌變（乳腺癌、前列腺癌、結腸癌、子宮頸癌等）。

◎防輻射作用：橄欖油由於含有大量的維生素Ｅ，能夠提高皮膚的防輻射能力，還能抗衰老，對皮膚很有好處。

◎優秀的嬰兒食品：根據其成分和可消化性，橄欖油是最近似於人奶的自然脂肪。

◎抗衰老：實驗證明，橄欖油含有的抗氧化劑，能防止腦衰老，並能延年益壽。

◎保養皮膚：橄欖油含有維生素Ｅ和抗氧化成分，因此它能保護皮膚，尤其能防止皮膚損傷和衰老，使皮膚具有光澤。

橄欖油是最天然的保養品

橄欖油的美容作用十分多，由於它的黏性強，能加強皮膚的吸收力，更能防止皮膚的水分蒸發，因此成為最天然的美容保養品。

◎**臉部美容**：對於臉部的細紋、乾燥、黯沉等常見的肌膚問題，橄欖油中的豐富維生素都有很大的功效。

◎**美妝**：一般的卸妝油並不便宜，但如果用橄欖油來取代，不但能夠讓妝卸得更乾淨，還能有清潔、滋潤的效果，最主要的是它可比卸妝油便宜呢！

◎**全身護膚**：不論是手部、腳部，甚至全身的肌膚，橄欖油都有除垢、除紋，以及保持皮膚彈性的功效，這最主要是因為其中所含的不飽和脂肪酸及維生素E的功效，能幫助皮膚新陳代謝。

學會分辨橄欖油的好壞

首先，我們必須瞭解的是，優質橄欖油大多採用冷壓法製成，而且還有低壓和高壓之分。低壓首榨橄欖油色澤呈淺黃色，是最理想的涼拌用油和烹飪油脂。

而不好的橄欖油不但色澤不好，而且大多混雜其他的雜質，甚至還有可能是變質後的油品，基本上是不適合食用的。

如何區分好壞橄欖油

好橄欖油的特點

橄欖油的性狀與製油的過程有密切相關，優質橄欖油採用冷壓法製取，並且需要從低壓到高壓分道進行。

◎顏色：油體透亮，色濃，呈淺黃、黃綠、藍綠、藍、直至藍黑色。色澤深的橄欖油酸度高、品質較差。而精煉的油中色素及其他營養成分被破壞。

◎味道：有果香味，不同的樹種有不同的果味，品油師甚至能區分三十二種不同的橄欖果香味如甘草味、奶油味、水果味、巧克力味等。

◎口感：口感爽滑，有淡淡的苦味及辛辣味，喉嚨的後部有明顯的感覺，最後會有一點辣味的感覺。

劣質橄欖油的特點

◎顏色：因放置時間長而導致油體混濁，缺乏透亮的光澤，有氧化的趨勢。

◎味道：有陳腐味、黴味、泥腥味、酒酸味、金屬味等異味時，正是已經變質，或者橄欖果原料有問題、儲存不當。

◎口感：有異味，或什麼味道都沒有表示油品已經變質。

橄欖油挑選的原則

一、依烹調需求選購適用於煎、煮、炒、炸的百分之百Pure（精純橄欖油），或適用於涼拌的Extra Virgin（特級冷壓橄欖油）產品。

二、標示是否明確：Extra Virgin（特級冷壓橄欖油）、Pure（精純橄欖油）或Blended（橄欖殘渣油）。調合油必須明確標示橄欖油含量或比率，確保價位的合理性。

三、製造日期及有效期限：橄欖油最好在購買後十八個月內用完。

四、特級冷壓橄欖油如長期接觸陽光或日光燈會變為銅色。此現象代表油質已變質，營養成分也減少，因此不適合消費者選購。

五、產品原產地油廠名稱、住址、有效期限，及等級是否標示明確。

六、價格差異太大，或搭贈其他包裝的促銷案，更應該注意產品是否過期，或改過標籤的嫌疑。

七、避免選購價位過低、以英文標示 Pomace、Orujo de Oliva、Sansa di Oliva 或無歐洲原廠以英文標示等級之產品。既然有心要選用健康的食用油，不要因貪便宜而造成反效果。

八、選用原裝進口、世界性及有口碑的大品牌，不要隨意聽信經過廣告來美化形象的國內品牌，此舉可避免買到不純或瑕疵品的橄欖油。

九、選用原裝進口，裝置於玻璃瓶或鐵桶內之產品。

食用橄欖油和美容用橄欖油有何區別？

雖然知道橄欖油的神奇美容及健身功效，但這兩者有何區別呢？

提煉的材質不同

1.食用油用的是橄欖果，包括果皮、果肉及果核等，而且不一定是新鮮的果實。

2.美容用油用的是新鮮的優質橄欖果實，從中提取果肉中最精華的部分。

提煉的過程不同

美容用油是經過多次提煉，去除了對皮膚不利的成分，且大多是由橄欖油的原油經由冷壓提煉而成的。

成分不同

食用油中含有多酚等物質，容易引起皮膚過敏，它的酸度和色值較高，酸度較高，容易破壞皮膚的弱酸性保護膜，也容易起痘痘；色值較高則容易使皮膚變黑。

綜合以上所述，最好不要將食用橄欖油直接用於美容，但如果是極品的食用橄欖油可以另當別論。

特別要注意的是，目前橄欖油在國內的提煉技術還不夠成熟，所以在購買的時候，還是需要多多小心。

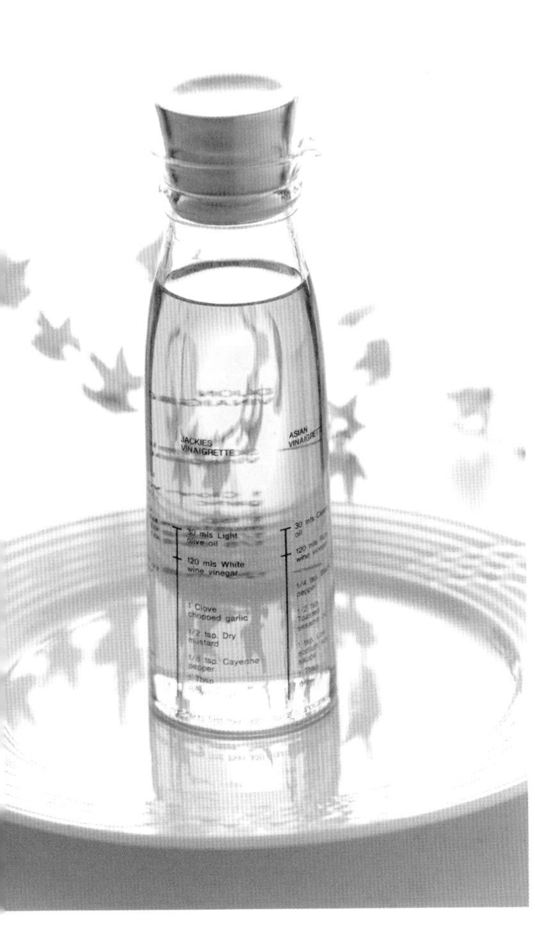

如何品嚐橄欖油？

為了要判斷橄欖油的品質，最直接的方法就是品嚐。品嚐時，特級冷壓橄欖油能夠品嚐到果香味、苦味、辛辣味，這些是特級冷壓橄欖油含有重要營養物質的外在表現。品嚐橄欖油的氣味，也是區分橄欖油優劣的方法之一。

不過，在品嚐之前的三十分鐘內，以及在品評的過程中，最好不要使用香水、除臭劑、香皂、口紅，以免影響油品的氣味；當然，最好也不要抽菸、不要吃甜食，也不要喝咖啡，以免讓油品的味道產生變化。

在品嚐油品時，最好每次品評三到四種，這樣才可以做出明顯的區別。

那麼，橄欖油該如何品嚐呢？

品嚐前的準備

購買一瓶五百毫升或更少的特級冷壓橄欖油，準備杯

請這樣品嚐橄欖油

- Step1 準備品嚐杯
- Step2 以手溫加熱
- Step3 以鼻子聞味
- Step4 以嘴嚐味道

子，如果沒有專門的品嚐杯，就使用沒有異味的紙杯、薄的玻璃杯。

加熱橄欖油

將五十毫升的橄欖油倒入品嚐杯、紙杯或玻璃杯，然後以手心捂住杯口，如果是專門的品嚐杯會帶有蓋子，就不需要以手捂住杯口，接著，開始以手在手心裡旋轉杯子，時間大約是一分鐘左右，如果希望香味更濃，時間可以稍微長一些，約兩分鐘。

以鼻子聞味道

橄欖油被手心加熱一分鐘後，將杯子放到鼻孔附近，可以將鼻孔放入杯口內，吸氣，再聞聞味道？

品質好的橄欖油是橄欖果香味、橄欖葉味、杏仁味道、青番茄，或紅番茄、鮮草或乾草的味道、青蘋果、紅蘋果味；

品質差的橄欖油是酒酸味、醋酸味、黴味、腥味、金屬鏽的味道，令人噁心或不舒服的味道。

有些橄欖油既可以聞到果香味、杏仁味，同時卻又聞到酒酸味，這樣的橄欖油不能被稱為特級冷壓橄欖油，因為特級冷壓橄欖油只有好味道，絕對不會有令人噁心或不舒服的味道。

以嘴嘗味道

以鼻子聞過橄欖油後，將橄欖油倒入嘴中，約二十五毫克左右，讓橄欖油充滿整個口腔。接著，緊閉牙齒，用力吸氣，看看是否還能感覺果香味等，以舌頭兩側感覺是否有苦味、以舌後根感覺是否有辛辣的感覺刺激喉嚨。

品質好的橄欖油在嘴裡還能感覺到果香等香味，同時能夠感覺辛辣味和苦味，由於油橄欖的品種不一樣，單一品種的橄欖油可能嚐到果香味和辛辣味和苦味。

為了迎合消費者的口味，市場銷售的橄欖油通常是幾種橄欖油混合和調配而成，讓橄欖油盡可能含有豐富香味、苦味和辛辣味，同時讓橄欖油具有很好的融合性、協調性和均衡性，滿足不同消費者的需求。

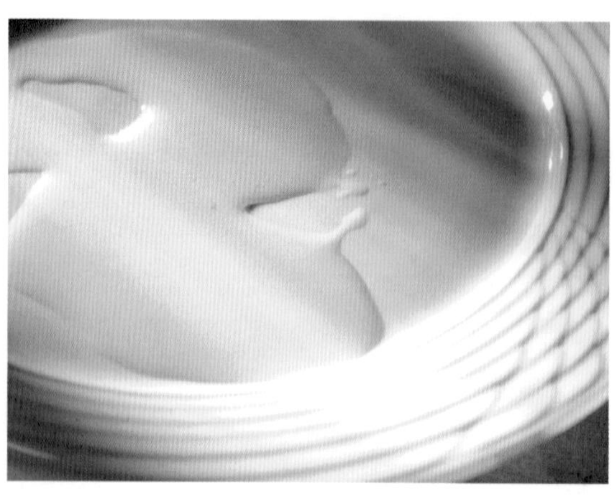

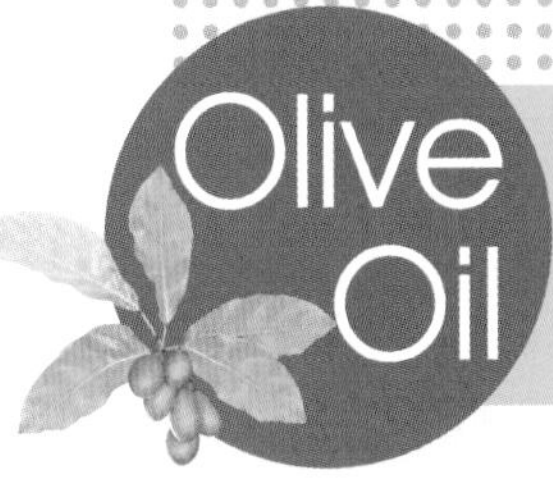

精純橄欖油的味道

精純橄欖油：無味淡色的食用油。沒有任何不好的味道，因為這種橄欖油是經過將不能直接消費的冷壓橄欖油加入化學溶劑精煉（六脫：脫色、脫膠、脫酸、脫臭、脫水、脫脂）而成。

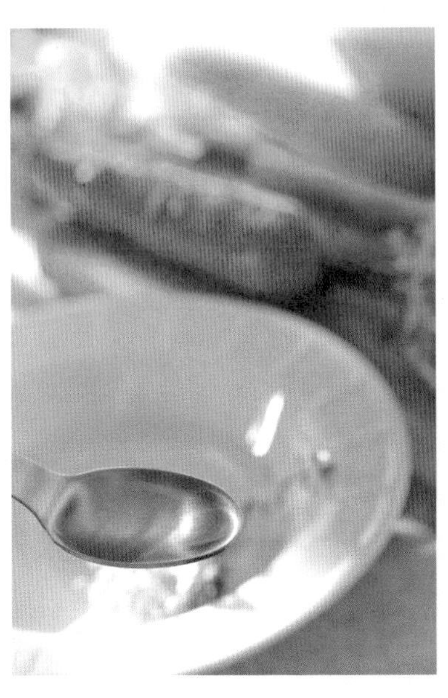

從營養的角度，剛榨出來的橄欖油營養含量最多，所以越早食用，其營養成分含量越多越豐富，感官強度越強烈，含有的營養成分越多。透過品嚐橄欖油，學會辨別橄欖油，才能買到對大家身體有益的橄欖油，避免上當或購買品質差的橄欖油。

橄欖油的保存方法

橄欖油的保存對於品質非常重要，那麼，橄欖油平時該如何保存才不會變質呢？

橄欖油如果放置在陰涼避光處保存（最佳保存溫度為攝氏五至十五度），保存期限通常可達到兩年左右，但除此之外，橄欖油的保存還需要注意下面四個方面：

◎要避免強光照射，特別是太陽光線直射。

◎要避免高溫。

◎使用後一定要蓋好瓶蓋，以免氧化。

◎不要放入一般的金屬器皿保存，否則，隨著時間的推移，橄欖油會與金屬發生反應，影響油質。

至於沒有用過的橄欖油是不需要冷藏，因為冷藏過的橄欖油容易變得混濁、濃稠，但只要一放回室溫中不久，就會恢復原狀，所以也不用太過擔心。只是瓶裝橄欖油一經冷藏，瓶蓋中可能會殘留有少量的水氣，如果不小心流到油中，便有可能加速橄欖油產生變質，因此，建議若買回大瓶裝的橄欖油時，可以分裝到小玻璃瓶中（但最好是洗乾淨且充分曬乾、不含任何水氣的不透明玻璃瓶），如此一來，不但使用上較為方便，也可以降低橄欖油接觸空氣的機會，避免香氣流失。

過期了還能用嗎？

◎如果沒開瓶就可以使用，因為有實驗證明，密封的橄欖油的保存期限能達到五年之久。

◎如果是開了封的，那就建議不要食用了，但可以用來做面膜、沐浴、擦臉、擦手等用途。

◎不過下回購買橄欖油的時候一定要看清楚日期，橄欖油用的時間比較長，所以儘量購買保存期限還有一年以上的。

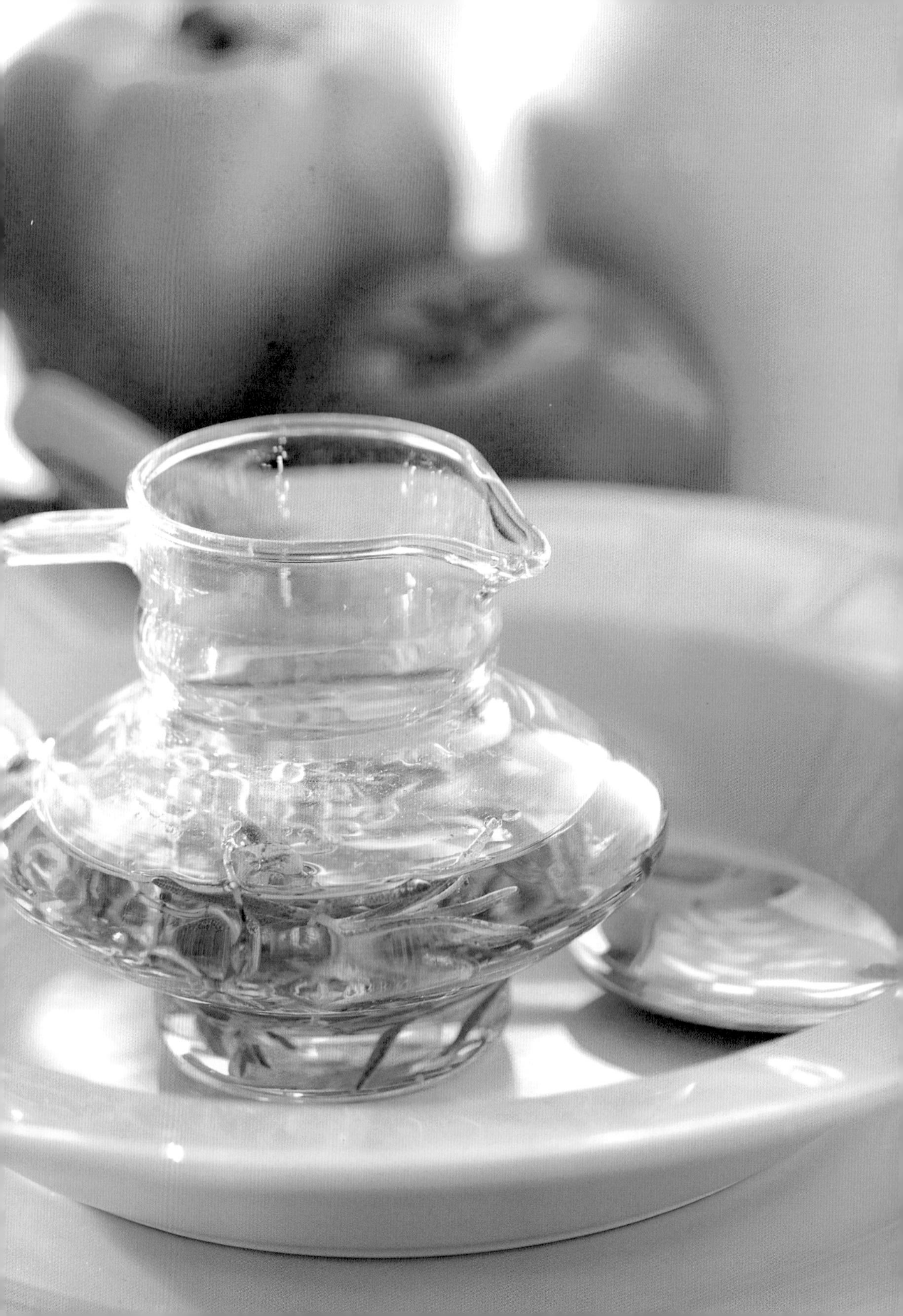

2 橄欖油的健康價值

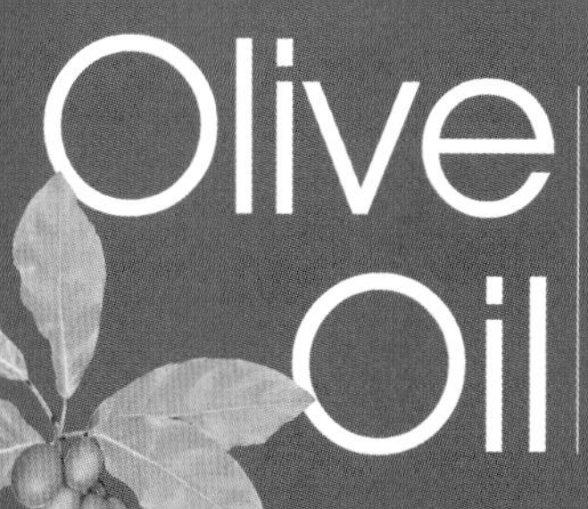

橄欖油具有健康功能，
能預防癌症、心血管疾病，
也能增強免疫系統、瘦身
及抗衰老，
是身體的良藥。

橄欖油是健康長壽的養生方

橄欖油一直被推崇為「液體黃金」，被稱為地中海人健康長壽的祕訣之一，到底是什麼在發揮神奇的作用呢？在我們的烹飪中，油脂是不可缺少的原料之一，難道我們的油脂都沒有橄欖油健康嗎？

事實上，橄欖油和其他油脂很不同的地方首先就顯現在橄欖油的製作上。對與種子油類而言，以溶質萃取是必須的過程，而橄欖油是不需要萃取的，由萃取而來的種子油其中的酸會溶解胃和腸的表膜，經過長時間的積累，再加上高溫烹飪，很有可能導致腸胃病變的出現。

而橄欖油是從橄欖果中分離出來的果汁油，不需要特別添加其他物質，在製作中保持了天然和自然的本色。尤其是初榨取橄欖油，實際上可認為它是一種從橄欖果直接榨取的果汁，是純的榨取過程，會更加充分地保持它的營養功能。

此外，在橄欖油中含有其他無論是動物油還是植物油都不含有的有益成分——多苯酚，對

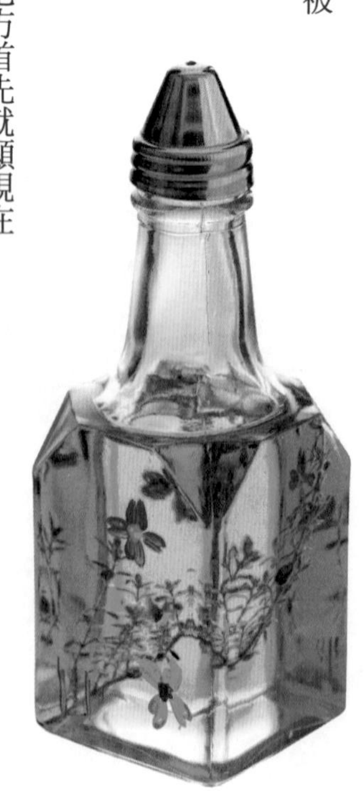

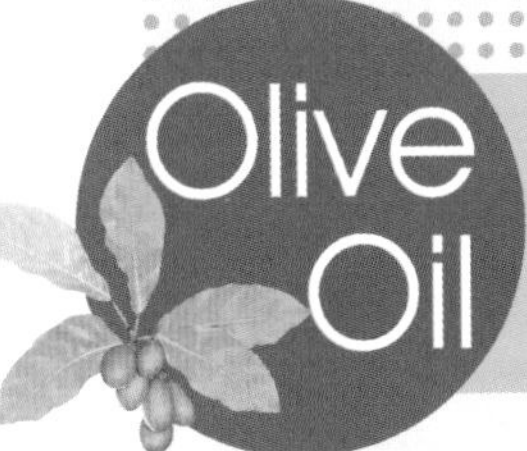

橄欖油的功效

◎有效減少胃酸產生，阻止胃炎和十二指腸潰瘍的發生

當胃潰瘍患者在食物中以橄欖油取代動物脂肪時，脂肪對胃的損害會降低百分之三十三，治癒率增加到百分之五十五。每天早晚空腹口服一湯匙（10毫升）橄欖油，短期內可迅速減輕各種慢性胃炎、潰瘍的症狀，還可去除由胃部疾病產生的口臭。

◎促進膽囊收縮，提高胰脂酶的活力

橄欖油對膽囊弛緩有極佳的療效，減少膽囊炎和膽結石的發生。

◎增加腸蠕動，預防便秘

橄欖油可使腸道暢通，具有溫和輕瀉劑的功效，消除慢性便祕。

◎降低膽固醇，防止心血管疾病

橄欖油對膽固醇濃度過高引起的動脈硬化、高血壓、心臟病、心臟衰竭、腎衰竭、腦出血等疾病有非常明顯的功效。

◎防止大腦衰老，預防早老性癡呆

橄欖油有助於增強人體，如磷、鋅、鈣等的吸收礦物質，減少類風濕關節炎的發生。

◎對惡性腫瘤有抑制作用

橄欖油對如前列腺癌、乳腺癌、腸癌、鱗狀細胞和食道癌有抑制作用。

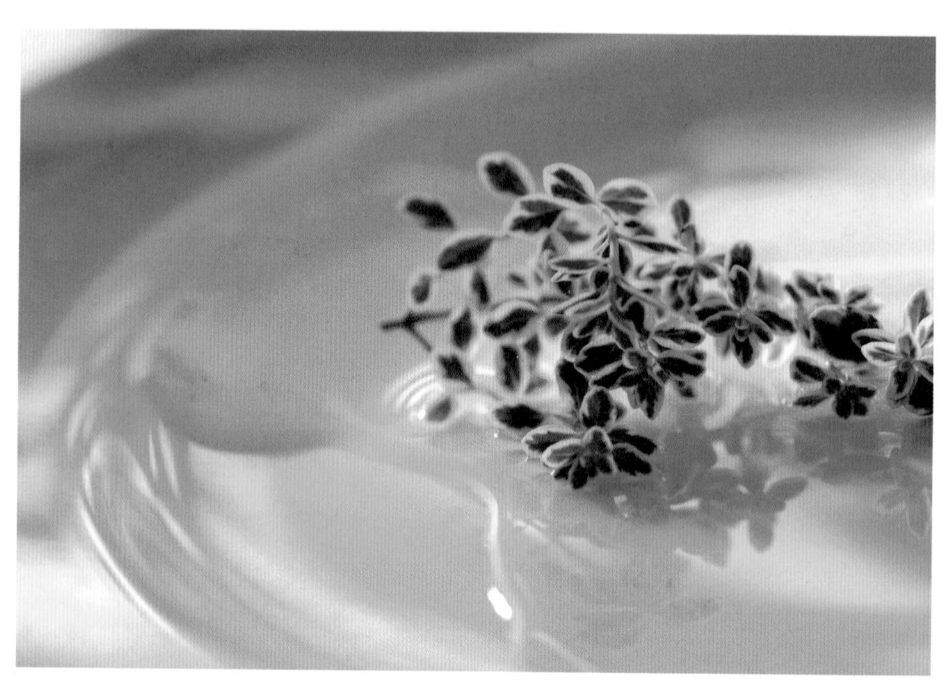

減少冠心病的發病率、預防動脈硬化、預防氧化，以及保護心腦血管都有很大的益處。而且，多苯酚含量高的橄欖油，其益處更為明顯。

在人的血液中，如果膽固醇含量高，就容易造成動脈血管病，而橄欖油對於降低膽固醇的含量有很大的益處。食用橄欖油之後，它能夠有效地增高好膽固醇的含量，並降低壞膽固醇在血液中的含量，自然可以對心血管產生保護作用。

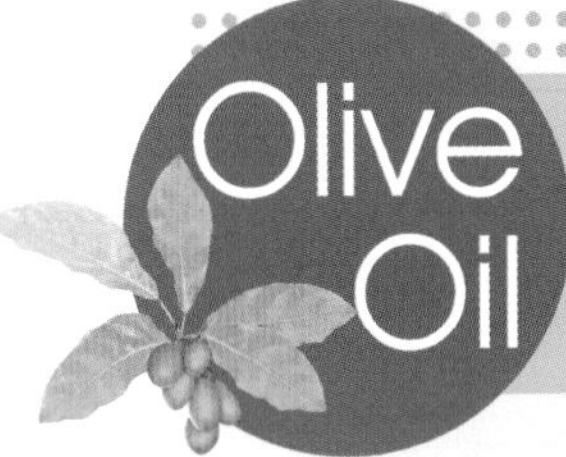

橄欖油能提高「性」趣

橄欖油能助「性」，相信很多人不知道，要知道「性能」保養得好，這也只能是和諧性生活的第一步，想要讓性生活更加美滿，橄欖油可是重要角色之一呢！

性生活中，「愛撫按摩」通常可以增加情趣，同時按摩也有性功能障礙的治療作用。在國外，科學的性功能障礙治療中普遍運用到「推油」這個方法，通常只要方法正確，一個月左右便能有明顯的改善。這時候如果使用的是橄欖油，不但能夠提高性趣，讓夫妻間的性生活更協調，對身體也不會產生不良的傷害。

一般來說，絕大多數的人會在性愛的過程中使用潤滑油，然而，普通的潤滑油常常含有石蠟，對身體或皮膚來說，並不健康，不如使用天然的橄欖油對人體來得更為健康。

也因此有人稱橄欖油為「性趣油」，它確實是性愛的小幫手，在伴侶身上塗上橄欖油，細心地愛撫對方，性生活愉悅感肯定會大大增加。

改善消化功能

橄欖油中含有比任何植物油都要高的不飽和脂肪酸、豐富的維生素A、D、E、F、K和胡蘿蔔素等脂溶性維生素及抗氧化物等多種成分，並且不含膽固醇，因而人體消化吸收率極高。

現代人的工作、生活壓力越來越大，日常生活中又攝入過多的普通脂類，這種脂類需要人體分泌大量的膽汁才能消化，而膽汁很難被人體排出。如果膽汁分泌不足，消化道內就會形成粗脂肪，當粗脂肪堆積過多時，消化道便會停止蠕動，引起消化系統的一些疾病。

橄欖油在食用油中，含有最豐富的omega-3不飽和脂肪酸，而omega-3不飽和脂肪酸不需要膽汁參與，就可被人體吸收利用，不會在人體內形成脂肪。因此，大量食用含有豐富的omega-3不飽和脂肪酸的油類，就會治療便祕，同時也能治療不明原因的腹瀉。

保護胃黏膜

大多數胃病的起因都與胃黏膜損傷有關，當人體中致潰瘍攻擊因數分泌過多時，胃黏膜經受不住胃酸等攻擊因數的攻擊，就會引起胃黏膜損傷，直至出現胃潰瘍、胃穿孔、幽門阻塞及潰瘍癌變。要預防這些嚴重的胃病出現，很關鍵的一點，就是要保護好胃黏膜。

而橄欖油就有著極好的護胃功能，早在古希臘時期，醫生就開始用橄欖油治療腸胃疾病。現代醫學的藥理分析認為，橄欖油之所以能保護胃黏膜免受致潰瘍攻擊因數的侵襲，主要是與豐富的單元不飽和脂肪酸密切相關。當單元不飽和脂肪酸進入胃部後會在胃黏膜上形成一層保護膜，協助胃黏膜防禦胃酸的侵蝕。

此外，單元不飽和脂肪酸還會抑制胃酸的分泌，此長彼消，當攻擊因數的分泌減少了，而胃黏膜又得到單元不飽和脂肪酸的支援，使攻擊因數和保護因數兩者勢均力敵，保持平衡，讓胃黏膜得到更好的保護，從而避免各種潰瘍性疾病的發生。

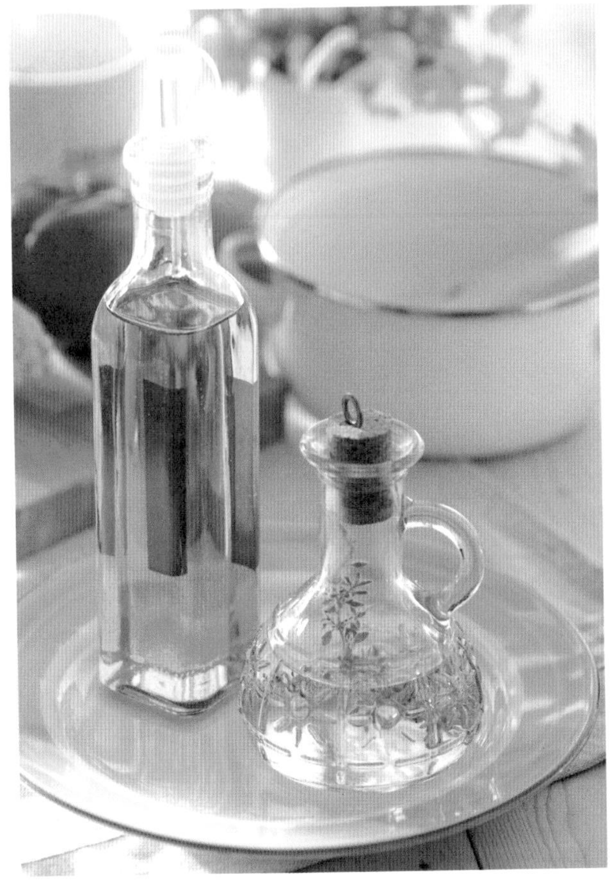

在護胃時，單元不飽和脂肪酸還有一個非常重要的功能，那就是能夠殺死幽門桿菌。幽門桿菌是

胃癌的病原菌，如能將幽門桿菌消滅在萌芽狀態，使其不能大量繁殖，那麼即使胃部有損傷，也能遠離癌症。

優化膽汁分泌

橄欖油對於整個消化系統，比如，胃、肝膽、胰腺、腸等都具有有益的作用。

對胃病患者來說，當橄欖油到達胃部的時候，它不會引起食道下端的肌肉環或括約肌的痙攣，從而減少食物和胃液從胃部到食道的逆流。橄欖油也能抑制胃的蠕動，如此一來，胃內食物會較緩慢地進入十二指腸，「飽」的感覺更加明顯，以便更好地促進消化及營養物質在腸部的吸收。

橄欖油能優化膽汁分泌、促進膽囊收縮，還能促進肝臟中膽鹽的合成，並能提高肝臟分泌的膽固醇量。簡單地說，由於橄欖油對肌肉張力和膽囊活動有有益作用，它能促進油脂被膽汁乳

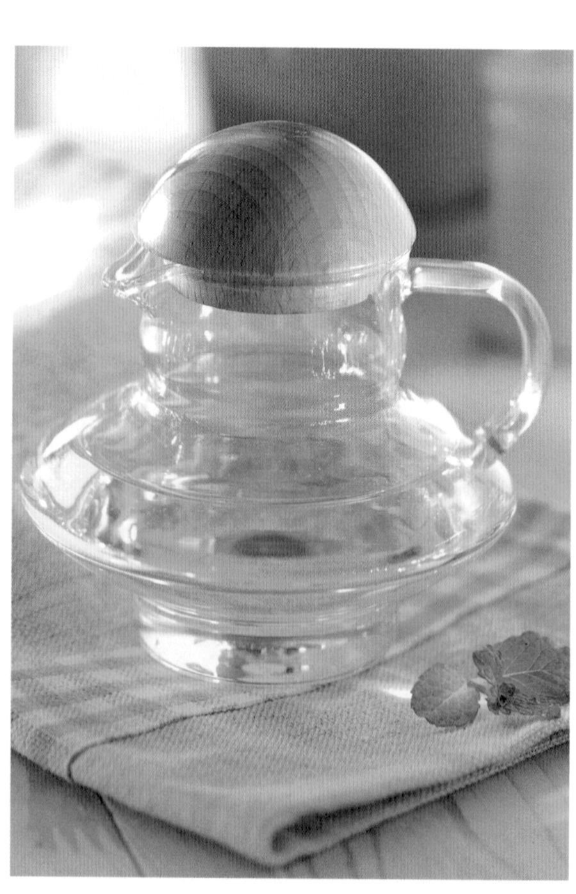

化，並預防膽結石。

橄欖油食用後能產生少量的胰腺分泌物，對胰腺功能缺乏性的疾病，比如胰腺衰竭、慢性胰腺炎、囊腫性纖維化、吸收不良症候群有幫助等。

預防便祕

便祕是現代人最常發生的問題之一，但不只是排便不順這麼單純，嚴重時，它還會造成肌膚的乾燥，甚至引發大腸癌等嚴重疾病。

如果每天早上喝一小杯橄欖油，對嚴重的便祕有很好的緩解效果；而橄欖油中的脂肪酸、單元不飽和脂肪酸也能促進小腸蠕動，能夠順便將腸道中的廢物排出體外。

預防心血管疾病

世界各國的營養學家發現了一個很奇怪的現象：在地中海沿岸七個國家的十二萬人中，儘管這些人平時脂肪吃得多，但他們的血膽固醇數值並不高，而且心血管病的發病率很低。這是怎麼回事呢？後來營養學家仔細研究了當地幾百年的飲食習慣，發現原來當地的人在作菜時用的都是橄欖油。

我們知道，心血管病的病因主要是動脈血管壁加厚，血管壁加厚的原因是血中「壞的」膽固醇ＬＤＬ（低密度脂蛋白）高，而橄欖油能降低血脂數值。同時不會改變ＨＤＬ（高密度脂蛋白，即「好膽固醇」）的數值，從而預防脂質斑塊形成，並消除低密度脂蛋白。

西班牙營養學家瞭解橄欖油祕密後，對十六位血膽固醇高的受試者進行了一週的食用橄欖油測試。結果發現，患者食用後膽固醇數值降低。便建議成人每天吃兩大湯匙純橄欖油，只需持續一週即可降低血脂。

還有證據顯示，食用橄欖油對心血管疾病的初期預防是有效的，能降低患心血管疾病的風險，能預防冠心病的復發。

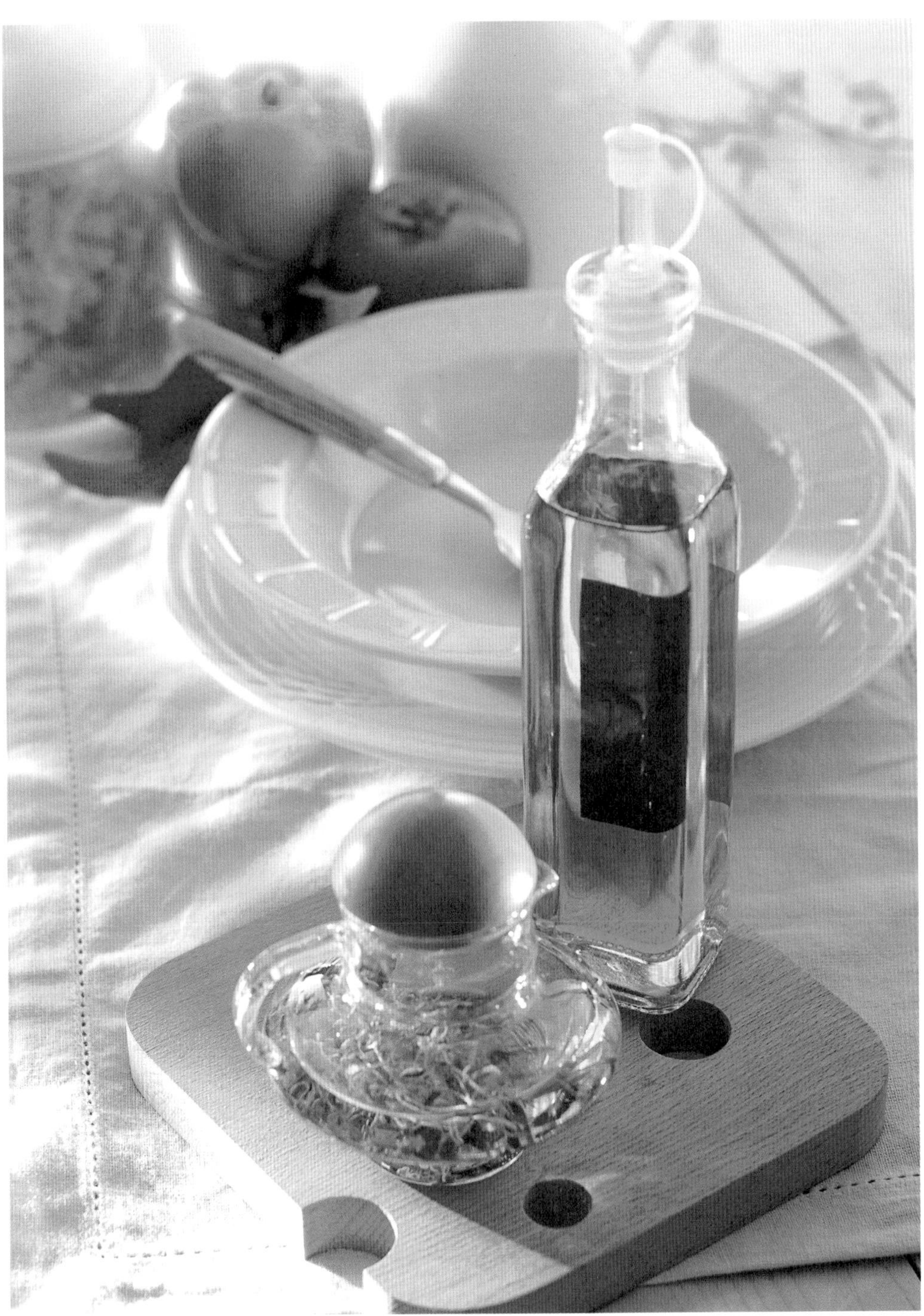

保護心血管系統

橄欖油能防止動脈硬化及動脈硬化併發症、高血壓、心臟病、心臟衰竭、腎衰竭、腦出血。這是因為橄欖油中的omega-3脂肪酸能增加體內氧化氮的含量，氧化氮不但可以鬆弛你的動脈，防止因高血壓造成的動脈損傷。

橄欖油可以多方面保護心血管系統，降低高半胱胺酸（一種能損傷冠狀動脈血管壁的胺基酸）防止炎症發生，減少對動脈壁的損傷；增加體內氧化氮的含量，鬆弛動脈，降低血壓。

橄欖油中的單元不飽和脂肪酸能夠降低ＬＤＬ膽固醇的氧化的作用；且含有的一種叫角鯊烯的物質，可以增加體內好膽固醇的含量，降低壞膽固醇的含量，而體內好膽固醇的數量越多，動脈中氧化的壞膽固醇的數量就越少。

最新的研究證明，中年男性服用橄欖油後，平均膽固醇下降了百分之十三，其中具有危險的「壞」膽固醇竟下降了百分之二十一。橄欖油能增加體內omega-3脂肪酸的含量，來降低血液凝塊形成的速度。另外，omega-3脂肪酸還可以從兩個方面防止血塊的形成。

降低血小板黏稠度

它能降低血小板的黏稠度，讓血小板與纖維蛋白原不易纏繞在一起。血液黏稠會使人的血脂、血壓升高，造成動脈血管粥樣硬化，導致血管栓塞，引發冠心病及腦溢血，而omega-3脂肪酸不但能夠有效的清除血液中的垃圾，還可以協助清潔血液，使血液的黏稠度降低。

其次，omega-3脂肪酸能降低纖維蛋白原的量，也就大大減少了血栓形成的機率。

血液之所以能夠凝結成塊，最主要的原因是血小板，而血小板是由眾多纖維蛋白組合在一起所形成的。換句話說，若是纖維蛋白的含量過高，就很容易形成血栓，因此，要預防血栓的形成、預防冠心病的發生，減少血液中纖維蛋白的含量就很重要了。omega-3脂肪酸正有這種功能，它不僅能抑制血小板的聚集，還能從根本的防止血栓的形成，大大的減少心血管疾病，以及腦中風等疾病的發生。

預防抽菸引起的動脈硬化

omega-3脂肪酸還能緩解因吸菸引起的動脈硬化，因為菸裡的有害物質，尤其是金屬鎘會導致血壓升高，動脈血管的損傷；尼古丁會刺激釋放腎上腺素及去甲腎基上腺素，使血管內皮細胞的間隙擴大，血流速變慢，使低密度蛋白膽固醇容易進入血管中聚集，造成動脈硬化。omega-3脂肪酸能夠減緩因吸菸所引發的動脈硬化，主要是因為omega-3脂肪酸的上皮細胞修復功能和抗血黏稠功能，能有效的修復動脈血管，長期攝取omega-3脂肪酸，自然就能夠抵抗吸菸所造成的動脈粥樣硬化。

天然的降血壓藥

典型的地中海式飲食中，橄欖油占了很重要的地位，過去許多的研究指出，經常吃橄欖油的人比較不會高血壓，膽固醇較正常，而且心血管疾病的發生較一般人低。

最近一個由義大利所進行的實驗中，二十三位高血壓患者分別食用橄欖油與葵花油六個月，在剛開始還看不出有何不同，但是到第三、四個月以後，慢慢地發現，食用橄欖油組的高血壓病人血壓控制得較好，且到了第六個月之後，使用高血壓藥的用藥量竟然明顯地減少，只有原來用藥量的一半。

而另一方面，食用葵花油的一組則沒有明顯的不同，也就是說，橄欖油的確是對於高血壓病人做了良好的血壓控制，長期地食用橄欖油對於高血壓病人會有所幫助。

成功降血脂

血脂增高對健康的危害是很大的，有可能會引發多種致命的疾病，之所以會形成高血脂最主要的原因不外是攝入飽和脂肪酸和高膽固醇食物過多，體內脂肪堆積過多而發生疾病。

一般來說，高血脂形成的原因大致分兩種，一種是續發性高血脂症，就是因為其他疾病併發的高血脂，另一種是原發性高血脂症。

引起續發性高血脂症的原因很多，包括糖尿病、甲狀腺功能低下等內分泌性疾病，或慢性腎

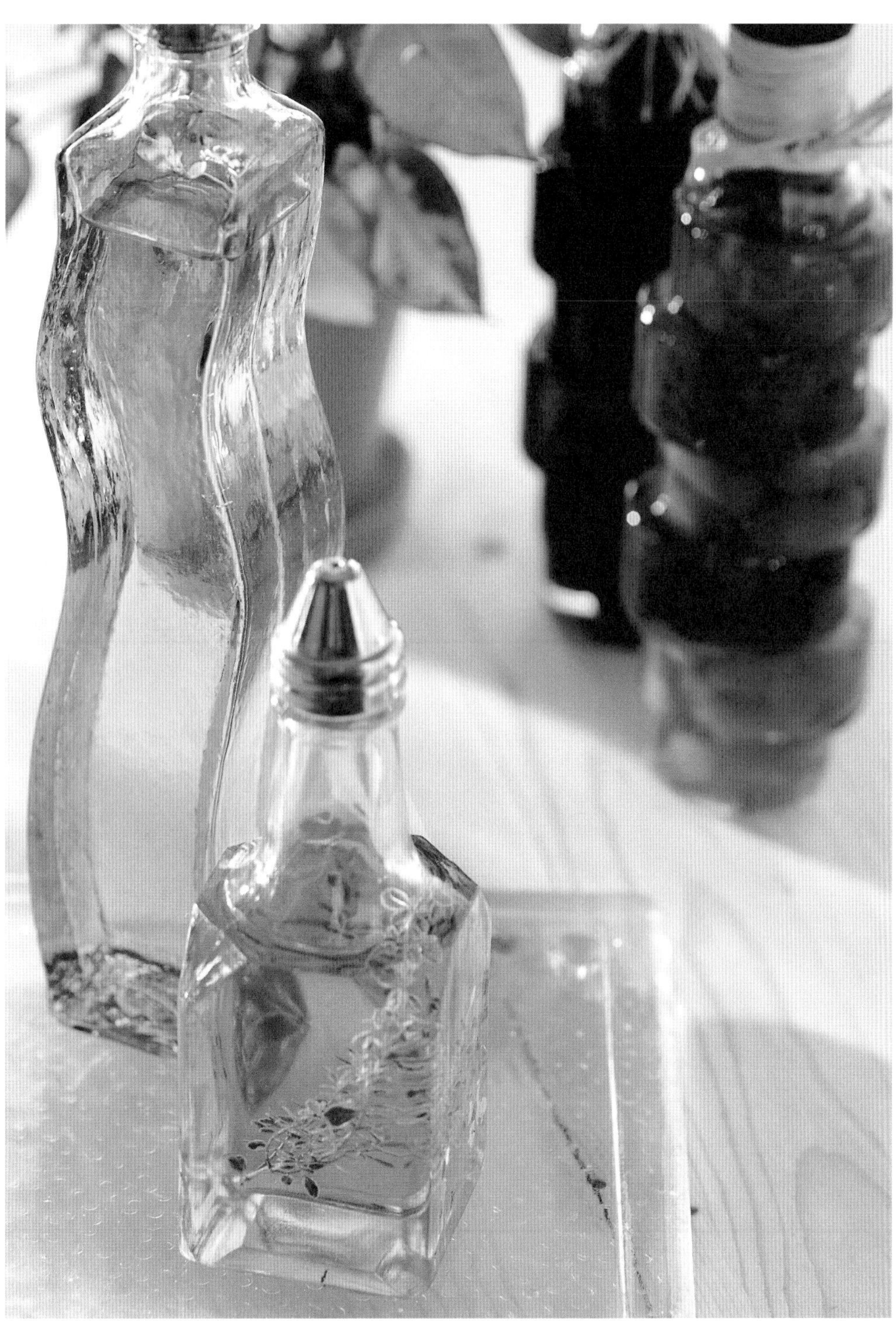

功能不全、腎病症候群、阻塞性黃疸等肝膽疾病，或其他免疫系統疾病所可能引起的高血脂症。

研究證實，血中膽固醇越高得到冠狀動脈心血管疾病的危險性就越高，主要原因是低密度蛋白膽固醇過多會堆積在血管壁裡，造成血管阻塞而形成心血管病。研究發現，若能在飲食中，將一般的食用油更換成橄欖油，就能有效降低血脂。

糖尿病患者的首選食用油

一般而言，糖尿病的判斷標準就是血糖值，正常人是一百一十毫克以下，超過這個數值，就有可能是得了糖尿病。

糖尿病患者的飲食以清淡為宜，一般主張採用清蒸、汆燙、燉煮、涼拌等烹飪方式，這些方法均可使用橄欖油，而橄欖油最大的一個作用是降血脂，可補充單元不飽和脂肪酸。

橄欖油中的單元不飽和脂肪酸的含量高達百分之八十三，可改善血糖，增加胰島素的敏感性，降低胰島素抵抗，減少胰島素的需要量，降低血總膽固醇、三酸甘油酯和低密度脂蛋白，升高對人體健康有益的高密度脂蛋白，改善糖尿病患者的總體代謝狀況，降低患血管疾病的危險性，所以是糖尿病患者的首選食用油。

提高新陳代謝

這是因為橄欖油中含有百分之八十以上的單元不飽和脂肪酸和omega-3脂肪酸，而omega-3脂肪酸中的DHA可以增加胰島素的敏感性，當細胞膜中不飽和脂肪酸的含量越高，擁有的雙鍵數量越多，其活動性就越強。而有著六個雙鍵的DHA是最不飽和脂肪酸，因此也就讓細胞膜最具活動性。活動性強的細胞膜胰島素受體的數量多，對胰島素也就越敏感。當人體攝入適當比例的脂肪酸時，新陳代謝就更為正常，而發生肥胖、糖尿病的機率就會降低。根據最新研究結果，健康人食用橄欖油後，體內的葡萄糖含量可降低百分之十二。所以目前橄欖油已成為預防和控制糖尿病的最好食用油。

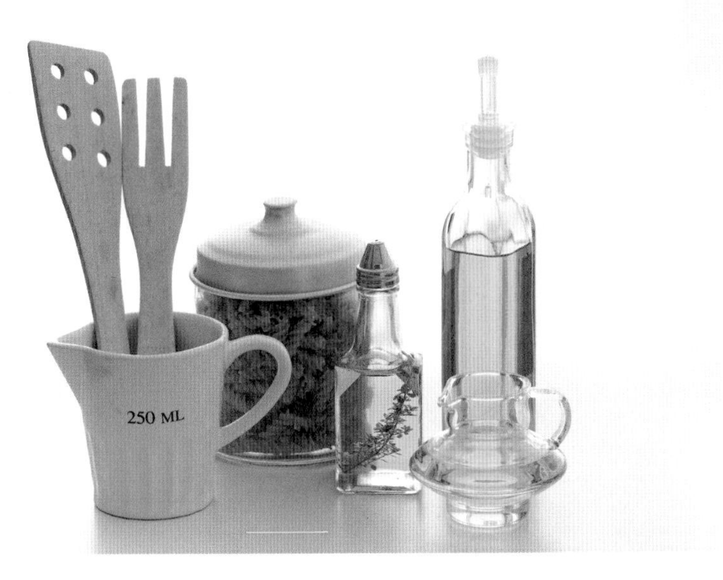

強健免疫系統

人體的免疫系統是透過調整身體的特異性和非特異性機制來幫助人體抵禦外部物質的侵入（如毒素、微生物、寄生蟲、腫瘤等）。

有證據顯示，食用橄欖油有助於免疫系統抵禦微生物，細菌或病毒的入侵。大家都知道，缺乏維生素和礦物質會對免疫系統產生負面影響。根據最新的研究，橄欖油中的脂肪酸有助於降低重要的免疫標誌物，如由免疫細胞B細胞和T細胞的有絲分裂原引發的淋巴細胞的增殖。據研究，這些脂肪酸對各種免疫功能都起著重要的作用。

風濕性關節炎就是一種影響人體關節的慢性免疫系統疾病，基因、傳染因素、激素和飲食與風濕性關節炎的發作都有密切相關。最新發表的一項研究顯示，經常食用橄欖油可以降低罹患風濕性關節炎的風險，較少食用橄欖油的人比經常食用橄欖油的人罹患風濕性關節炎的風險高二•五倍。

橄欖油能緩解類風濕性關節炎

類風濕性關節炎是一種自體免疫疾病，是由患者的免疫系統攻擊自己的關節組織，導致組織

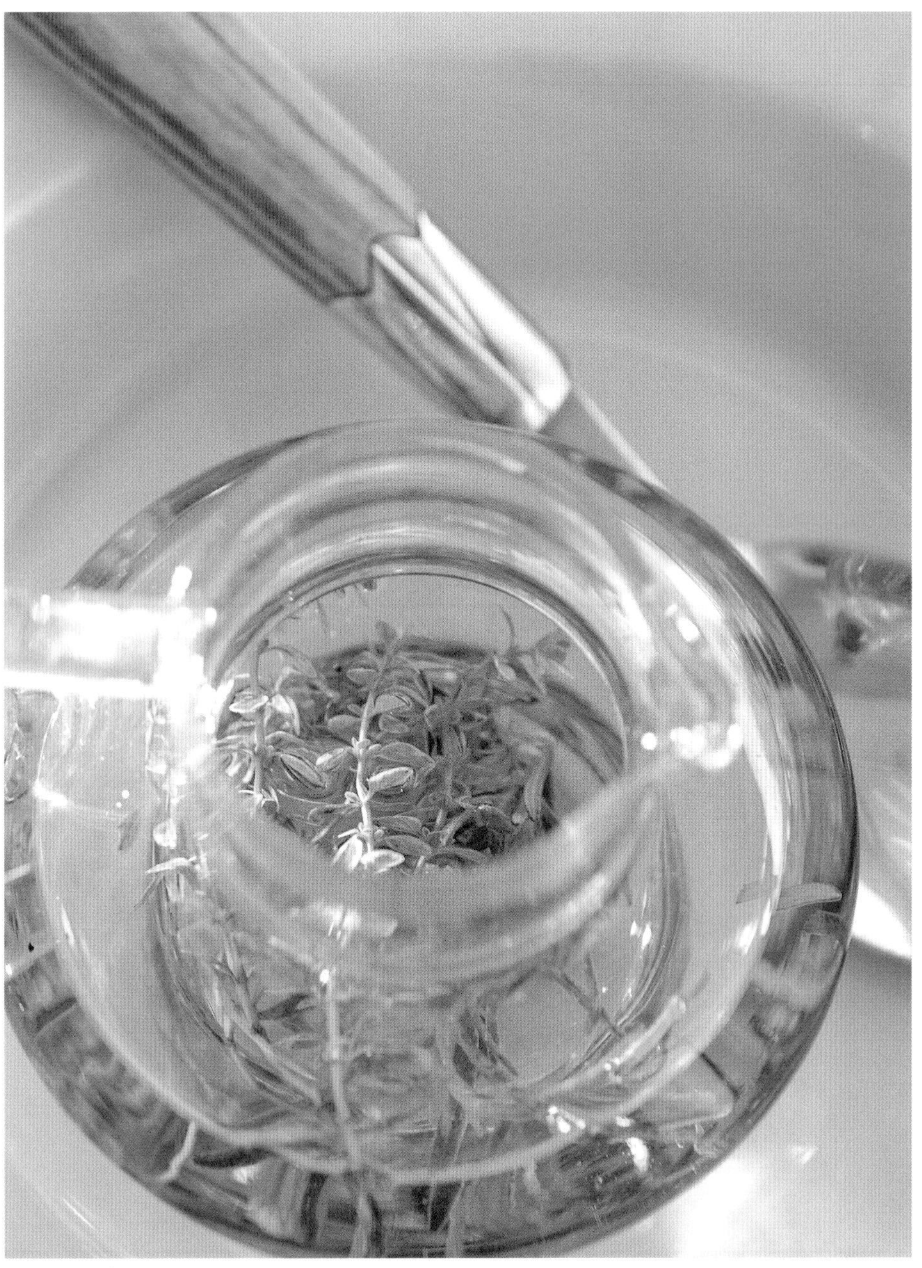

病變紅腫發炎而疼痛，而最近由希臘的科學家所進行的研究發現，地中海式飲食能夠降低類風濕性關節炎的發生。

居住於雅典地中海一帶的民眾，他們的飲食中食用大量的橄欖油，及各種青菜、水果與魚類，根據雅典大學醫學院的研究調查，居民中如果長年地養成食用這些地中海式的飲食，發生類風濕性關節炎的機率就會降低。

與過去研究結果有些不同的是，該研究中並未發現吃魚多的居民有類風濕性關節炎降低的現象，但有研究指出，吃魚油能夠降低類風濕性關節炎的發生，研究人員推論，可能是地中海地區的魚並非富含omega-3脂肪酸的深海魚類，而是淺海魚類，淺海魚的omega-3脂肪酸含量較低，但是地中海飲食中的橄欖油也含有多元不飽和脂肪酸，和深海魚類有相似的效果。且多量橄欖油的調理方法還能夠預防心臟、腦血管疾病、癌症與老年記憶喪失。

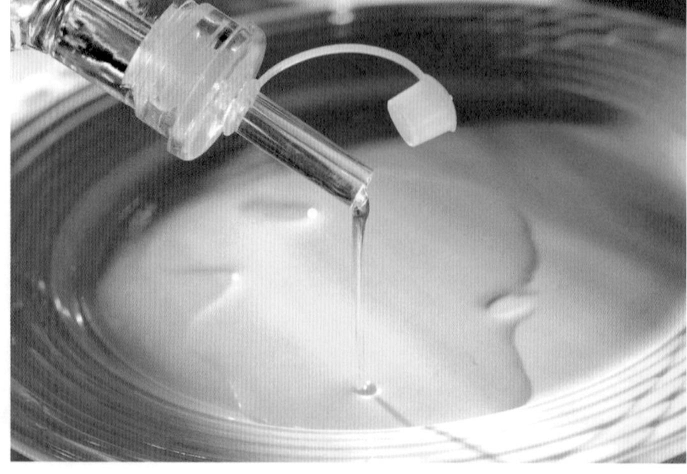

預防癌症

癌症是什麼？

癌症是基因錯誤引起的疾病，例如一些病毒會造成寄主細胞的染色體發生變異引發癌症，當細胞變成異常且持續的自行分裂形成更多的細胞時就產生癌症。身體所有的器官是由細胞所組成的，當我們身體需要它時便分裂產生更多的細胞。這種有規律的分裂過程可以幫助我們維持身體的代謝。但當

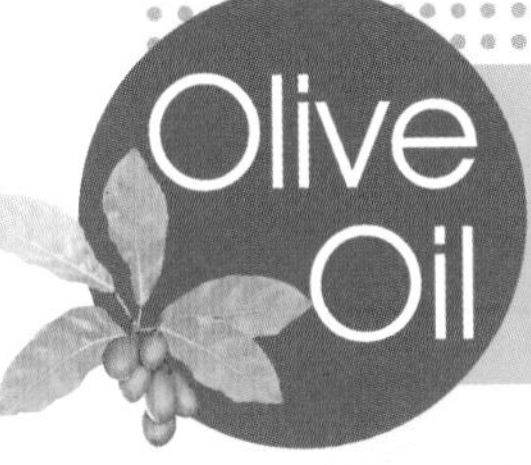

良性腫瘤與惡性腫瘤

「良性腫瘤」不是癌症

通常生長緩慢，在形態上相對接近正常細胞和組織；它通常是可以被移除的，而且大多數不會再發生。最重要的是良性腫瘤不會擴散到身體其他的部位，但也有很小一部分的良性腫瘤可能會演化成癌症。

「惡性腫瘤」是癌症

癌細胞會干擾損害周圍組織和器官，同時癌細胞也會從惡性腫瘤破壞周邊組織或器官而進入血液和淋巴系統，這就是癌細胞如何從原發性腫瘤擴散到身體其它部位的方法，這種癌症就叫做轉移癌。

我們身體不需要新的細胞，而細胞卻持續的分裂，即形成了組織瘤。這組織外的瘤就稱為新生物或腫瘤，而它可以是良性或是惡性的。

不好的油致癌

越飽和的油越易造成膽固醇高，高膽固醇易造成心肌梗塞。但另一角度看，不飽和也有缺點，就是會造成氧化，產生化學物質非常不穩定，甚至以現在瞭解可能是身體老化的主要原因，以毒物學來看也可能致癌。油是兩難的，不起變化就好，一起就連鎖反應沒完沒了，油也不適合放在日曬的地方，甚至在日光燈之下；當我們吃了很多不飽和的油時，又曬太陽就非常容易得皮膚癌；另外，油炸、回鍋油對身體也很不好，易造成肝、腎等病變。

許多民眾在買食用油時，會選購橄欖油，希望有助健康，但橄欖油依榨取方式不同、成分也會有所差異，應該依用途選擇橄欖油或其他油類。

一直到目前為止，化療仍是治療癌症的主要方法之一，但化療不但能夠殺死癌細胞，同時也會殺死好的細胞，而omega-3脂肪酸不但能夠增加化療的效果，還能夠降低化療的毒性，若是能夠在接受化療時，同時以omega-3脂肪酸來做為輔助療法，對化療的病患有一定程度的好處。

健康防癌

由於橄欖油中含豐富的單元不飽和脂肪酸與多元不飽和脂肪酸，其中多元不飽和脂肪酸中的omega-3脂肪酸能降低癌腫從血液中提取的亞油酸的數量，使癌腫戒除了一種非常需要的營養物質。omega-3脂肪酸還能與omega-6脂肪酸爭奪癌腫在代謝作用中所需要的，使癌細胞的細胞膜更為不飽和，變得易於破壞，抑制腫瘤細胞生長，降低腫瘤發病率，因此它能防止某些癌變（乳腺癌、前列腺癌、結腸癌、子宮癌）；此外，omega-3多元不飽和脂肪酸還可以增加放療及化療的功效，放療及化療是通過自由基（高活性分子）的爆發，攻擊細胞膜，來殺死細胞的。當細胞膜受到足夠的傷害時，癌細胞就會發生自毀作用。而omega-3脂肪酸讓細胞膜更易受到自由基的攻擊，從而增加了化療和放療的功效。

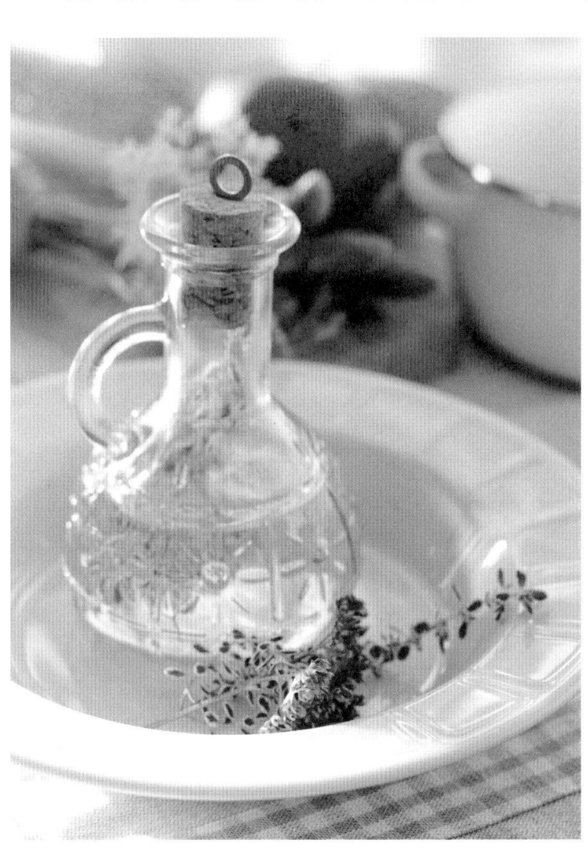

omega-3脂肪酸防癌

omega-3脂肪酸之所以能夠預防癌症，主要原因有三：

- omega-3脂肪酸能夠降低癌細胞從血液中吸取癌症最喜歡的營養物質omega-6脂肪酸的數量，omega-3脂肪酸可以有效的降低omega-6脂肪酸在血液中的濃度，切斷癌細胞的營養供應。
- omega-3脂肪酸進入人體後，會使一種致癌的酶失去活性，便能有效的使癌症的發生率降低。
- omega-3脂肪酸會在細胞膜上形成一層保護膜，阻止癌細胞能夠附著的能力，因此能夠有效的預防癌症的發生。

同時，omega-3脂肪酸還能夠抑制癌細胞的擴散，這是由於omega-3脂肪酸在進入人體後，會轉化成能夠防止心血管疾病發生，及預防老年癡呆症的DHA，而DHA還能防止成長中的癌細胞轉移到其他的血管壁上，抑制癌細胞的增殖。

預防乳腺癌

美國學者研究表示，橄欖油能夠防治乳腺癌。這就是生活在地中海的婦女為什麼不易得乳腺癌的原因。

橄欖油的主要成分是橄欖酸，地中海當地的大多數菜餚中都含有這種成分。根據芝加哥西北大學的學者研究，橄欖酸這種物質不僅能夠降低患惡性腫瘤的機率，而且即使得了惡性腫瘤，還能提高治癒率。

這都是由於橄欖酸能夠抑制名叫「雌性神經鞘—2」癌症基因的活性，經過對能夠引起乳腺癌的蛋白質進行一定的處理後，能降低罹患乳腺癌的機率達百分之四十六，而對於那些不幸患上乳腺癌的人來說，橄欖油還能夠防止其惡化——橄欖油能夠提高乳腺癌治療藥物的治療效果。如果只有少量橄欖酸在作用，那麼癌細胞就會逐漸適應橄欖酸的環境，而繼續生長，但如果橄欖酸達到足夠的量，腫瘤細胞就會被殺死。

抗衰老

衰老與人體內的過氧化反應密切相關，人的生命就如同一支燃燒的蠟燭，氧化燃燒得越劇烈，壽命就越短，然而橄欖油含有大量抗氧化劑，飽和脂肪酸含量低，富含大量單元不飽和脂肪酸，多元不飽和脂肪酸充足但並不超量。到了老年，人的消化吸收能力會下降，對營養特別是對維生素和礦物質的吸收都變得很差。橄欖油能幫助人體消化和吸收。

而每一百公克的橄欖油中含有維生素E約十至三十毫克，由於橄欖油是純天然的物質，分子結構十分小，不但可以內服，也可以外用，若是將橄欖油塗抹在皮膚表面，很快的就會被吸收，效果十分好。

防止鈣流失

骨質疏鬆是中老年人中普遍存在的一個嚴重問題，橄欖油在預防這種疾病方面有非常積極的效果。攝取的橄欖油越多，骨骼的礦化就越好。橄欖油中所含的豐富單元不飽和脂肪酸，能促進機體對鈣、磷、鋅和其他礦物質的吸收，提高骨密度，防止鈣的流失。

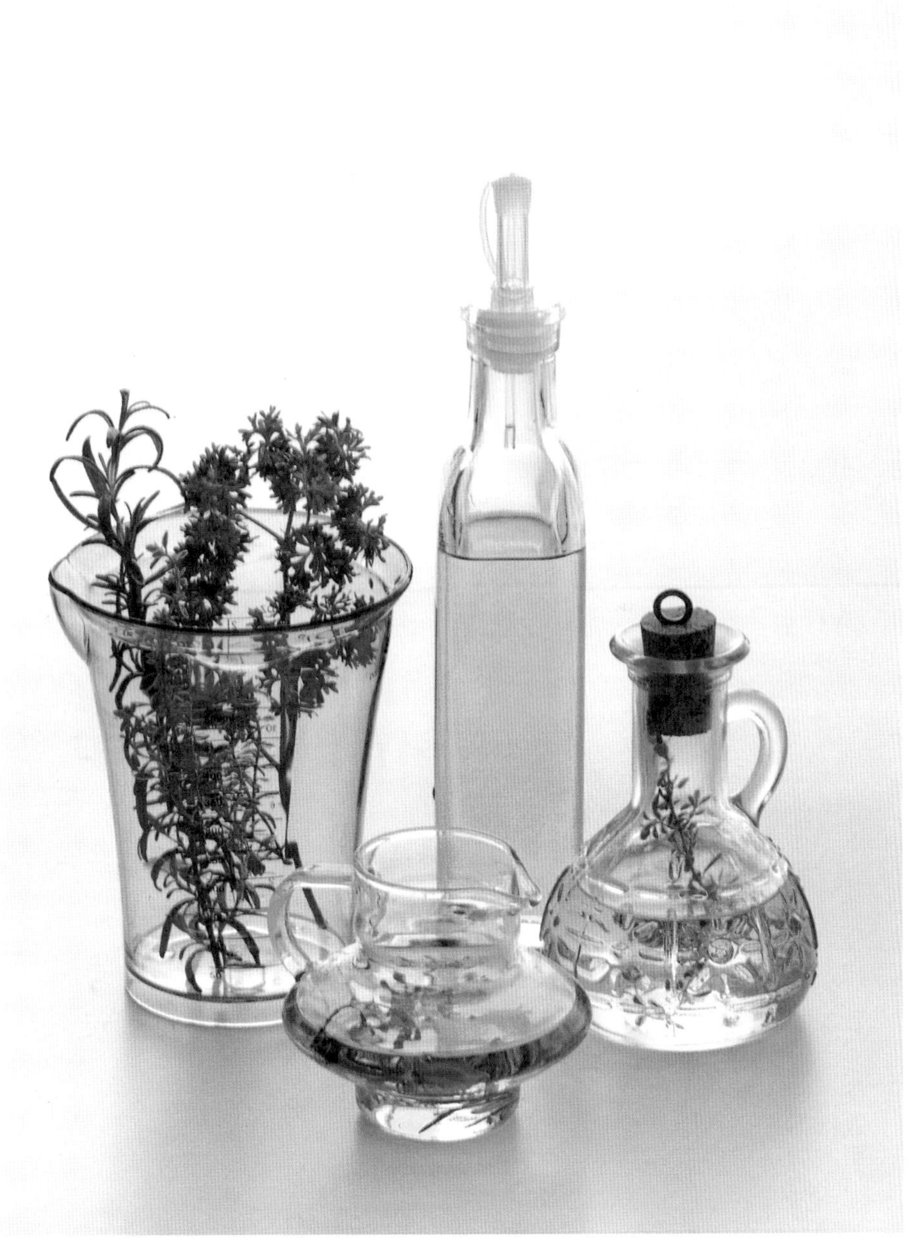

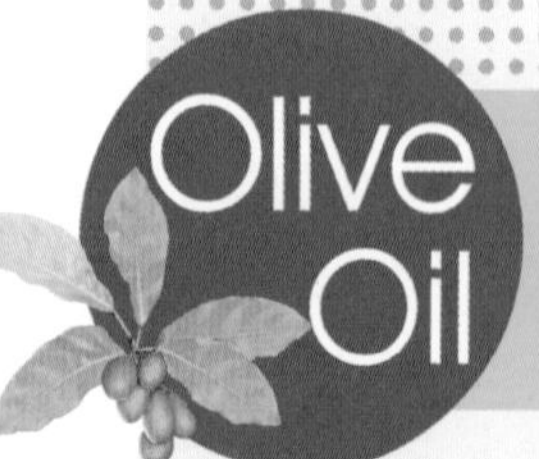

橄欖油為什麼具有抗氧化功效？

橄欖油眾多成分中，胡蘿蔔素和葉綠素賦予橄欖油黃綠色，發揮新陳代謝作用，不但能促進細胞生長，加速傷口癒合，還有助於美化人的外表，減少皺紋的產生。實驗證明，橄欖油含有的抗氧化劑可以消除體內自由基，恢復人體臟腑器官的健康狀態，能防止腦衰老，並能延年益壽。

此外，橄欖油中的維生素E具有很好的抗氧化功能，它可以讓皮膚細胞免受自由基的損害，促進皮膚細胞的再生和活力，延遲皮膚的老化，且還能抑制色素斑、老人斑的形成，減少臉部皮膚皺紋和疾病的形成。

橄欖油中的天然抗氧化劑和omega-3脂肪酸有助於人體對礦物質的吸收如鈣、磷、鋅等，可以促進骨骼生長，且有助於保持骨密度，減少因自由基（高活性分子）造成的骨骼疏鬆。

另外，預防骨質疏鬆最有效的就是維生素D，而橄欖油中就含有豐富的維生素D，活性維生素D能促進鈣磷的吸收，增加血液中鈣的濃度，甲狀腺素則利用血液中的鈣來生成骨骼。

一旦人體缺乏維生素D有可能引發肌無力症，嚴重時可能會使人喪失行走的能力，但若能長期攝取橄欖油，就能有效預防以上的情況發生。

瘦身

肥胖是百病之源，但在我們平日攝取的飲食中，致胖的omega-6脂肪酸卻是攝取最多的，而omega-6脂肪酸大多隱藏在食用油中，想要遠離致胖因子，選用橄欖油是當務之急。

肥胖的原因

一般人認為，肥胖大多與代謝失衡有關。

正常的人能量代謝是處於平衡的狀態，攝入的能量進入人體後，會經由身體一定的機制消耗掉，但若是攝入過多，自然就會失去平衡，造成肥胖。

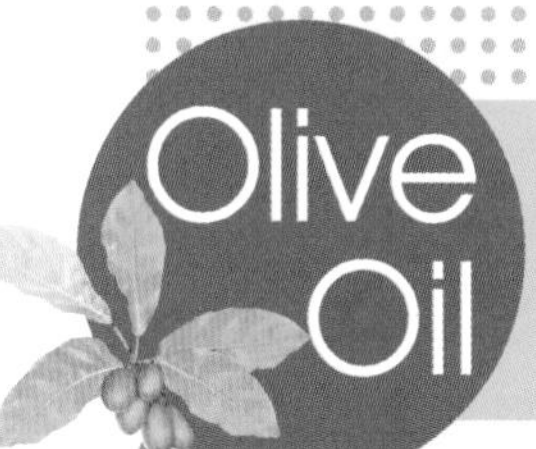

如何運用橄欖油減重？

由於橄欖油是可以直接食用的油品，基本上和果汁沒有兩樣，因此，想要藉由橄欖油來減重的人，可以一天中的一餐以兩大匙的橄欖油來取代，一大匙的橄欖油約為15CC，熱量大約是一百十七大卡，足夠一餐的熱量，且橄欖油是油分，飲用後較不易有饑餓感，有抑制食欲的作用。

快速代謝脂肪

橄欖油之所以能夠有減肥的效果，主要是因為它所含的單元不飽和脂肪酸、omega-3脂肪酸和維生素B_2，均是分解脂肪、降低血脂的高手。

高純度特級冷壓橄欖油可以直接飲用，有助於促進身體的新陳代謝和排泄，橄欖油所含的維生素E，易於被皮膚吸收，有助於保持女性的體態美。它不僅可以幫助消化，還能預防便祕，所以瘦身效果顯著。

橄欖油中還含有維生素B_2，具有快速代謝脂肪的功能，如果人體中缺乏維生素B_2，人就很容易變胖。維生素B_2除了有減肥瘦身的功能外，還是人體細胞中促進氧化還原的重要物質，具有強化肝功能、調節腎上腺素分泌的作用，能夠幫助人體內活性酶的分解，清除血液中的有害物質——高半胱氨酸，預防因肥胖引起的心血管疾病及腦溢血等病變。

環境因子也是形成肥胖的主要原因。環境因子則包括了生活型態及飲食行為。以美國人為例，在食物的選擇上傾向於選擇高熱量食物，口感口味及方便性的考量往往優於營養價值。因此在無法改變遺傳因子之際，如何善用環境因子保持正常體重，有以下方法：

◎學習並瞭解選擇何者是富含營養且低油脂的食物。
◎學習如何拒絕食物的誘惑。
◎多做運動，消耗熱量。

防止過度減重

要正確減肥，三餐一定要好好的吃，以攝取足夠的營養，但是，很多人並不是這麼想的，所以，減肥的人往往會有營養不足的後果。

橄欖油中含有鈣、鐵、鉀等礦物質，可以補充過度減肥的人所缺乏的，且橄欖油中幾乎含有各種維生素，例如抗氧化的生育酚和多酚，以及降低壞膽固醇的阿爾廷醇、消除便祕的物質，這些都是減肥的人必須的重要營養素。

減緩浮腫

有些人明明不胖，但看起來就是整個人腫腫的；有些人體重不重，但兩隻腿，甚至下半身就是大得不成比例，這些人其實不需要特意的減肥，因為，這些現象根本不是胖，只是腫。

不管是因為白天站立太久或走路走得太累，也或是持續性低血壓所造成的浮腫，橄欖油也都有奇效。

為什麼呢？因為橄欖油含有豐富的維生素A，能夠促進全身血液循環，提高荷爾蒙的分泌，有效的對抗浮腫。

保護皮膚

橄欖油富含與皮膚親和力極佳的角鯊烯和人體必需脂肪酸，吸收迅速，有效保持皮膚彈性和潤澤；橄欖油中所含豐富的單元不飽和脂肪酸，和維生素E、K、A、D等，及酚類抗氧化物質，能消除面部皺紋，防止肌膚衰老，護膚護髮、防治手足龜裂等功效，是可以「吃」的美容品，另外，以橄欖油塗抹皮膚，能對抗紫外線防止皮膚癌。

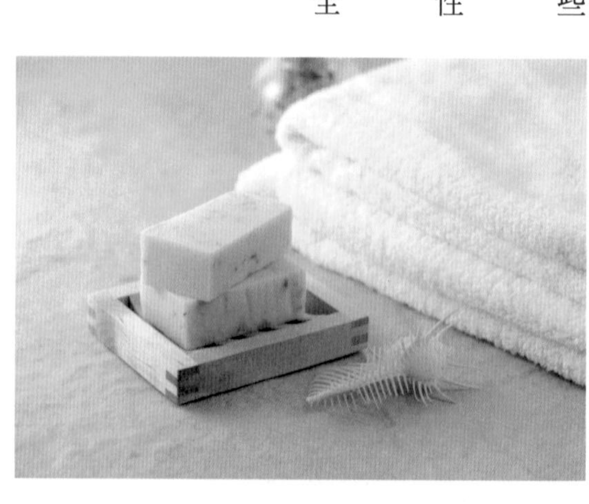

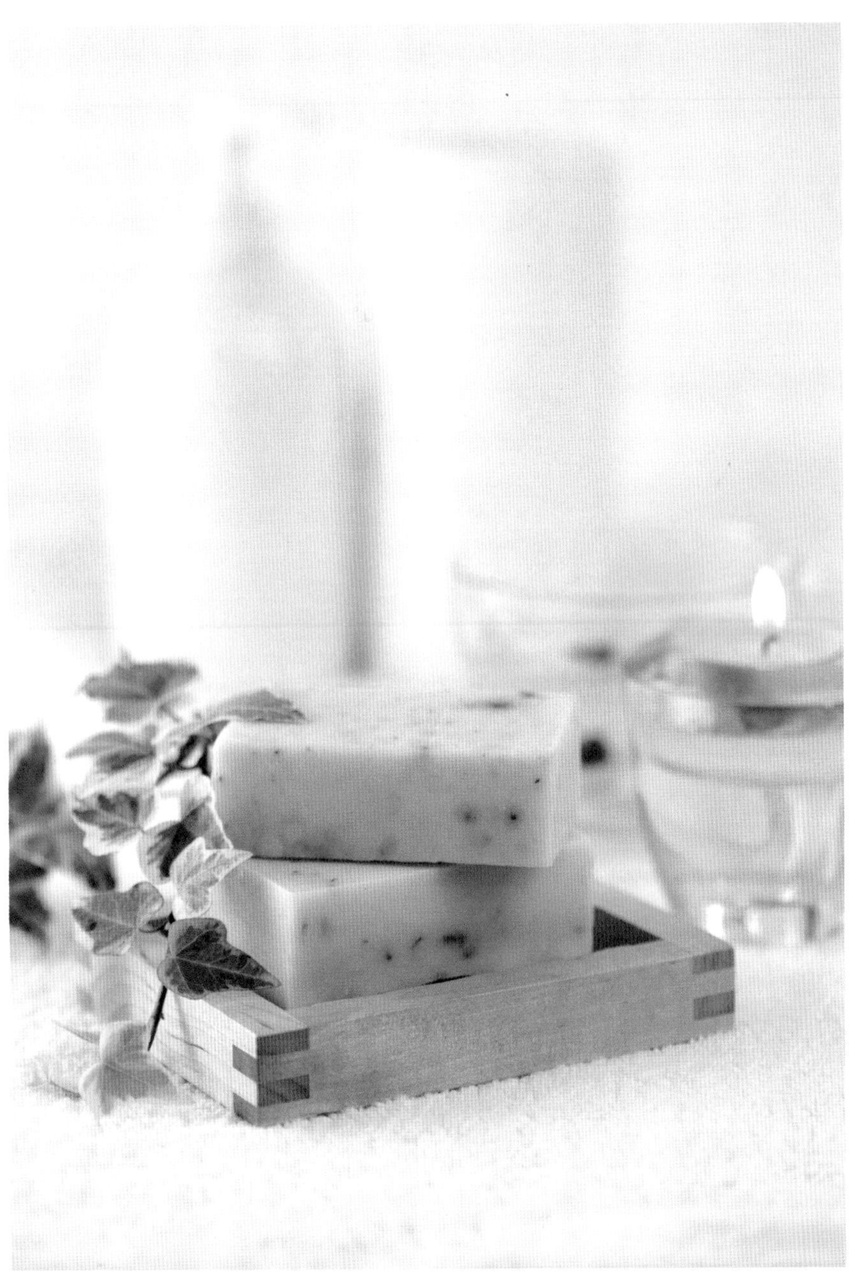

預防皮膚乾燥

橄欖油還含有一種極其稀有的角鯊烯，這種元素人體可以自然生成，是人體不可缺少的元素，同時，它對皮膚也有特別的貢獻，能夠提供皮膚保濕、增氧、滋養活化細胞等作用，一個人若每天可以攝取足夠的角鯊烯，能夠幫助在外奔波的男女性、長期受電腦輻射人群，及中老年人解決皮膚乾燥的問題。

對抗異位性皮膚炎

異位性皮膚炎的原因很多，關鍵不外乎是皮膚乾燥所引起的，而造成皮膚乾燥的主要原因則有可能是過度使用肥皂或沐浴乳來清洗皮

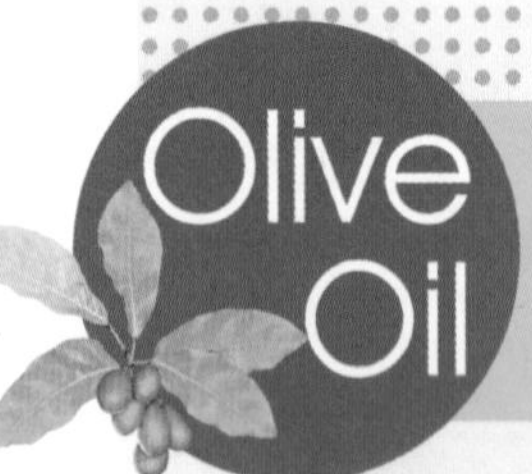

橄欖油如何活化皮膚？

橄欖油中的維生素A具有活化皮膚的功效，能有效的調節皮脂腺的分泌，防止體內酸性代謝物質對表皮的侵蝕，預防毛囊角化，使皮膚細胞維持正常的功能，具防皺效果，使皮膚柔潤、細嫩、富有彈性。

橄欖油中的維生素K能吸收皮下多餘脂肪。維生素K能防止及減少因血管破裂引起的紫斑現象，同時也可以改善皮下微血管破裂或血管充血所引起的黑眼圈，如果使用橄欖油塗抹就能有效的改善。

豐富礦物質有美容效果

橄欖油中還含有鐵、銅、鋅、鉻、鉬等礦物質，對皮膚都有很好的美容作用。

鋅能夠讓皮膚細嫩柔滑，銅能夠使皮膚充滿彈性，鉻能使皮膚富有光澤，這些礦物質都能，讓皮膚變得白皙、富有彈性和光澤，這些都是一般植物油和動物油脂沒辦法辦到的，所以，橄欖油也常被稱為「女人的維他命」。

膚，或是空氣過於乾燥所引起的。

當異位性皮膚炎惡化時，除了藥物控制外，橄欖油也是一個可以考慮的自然療法。

由於橄欖油是最不容易引起過敏反應的物質，有異位性皮膚炎的人，若能在使用沐浴乳或肥皂之前，在患部滴幾滴橄欖油，充分的按摩，讓它能在皮膚的表層形成保護膜，就可以防止皮膚的油分和水分的流失，這其實不是什麼天大的學問，理由再簡單不過，就只是利用橄欖油的油性特質而已。

要特別注意的是，擦於患部的橄欖油一定要是品質精純的橄欖油，且一定要溫柔的摩擦患部，同時，不要過度的使用含化學成分的沐浴乳和肥皂，就能夠減輕異位性皮膚炎的症狀了。

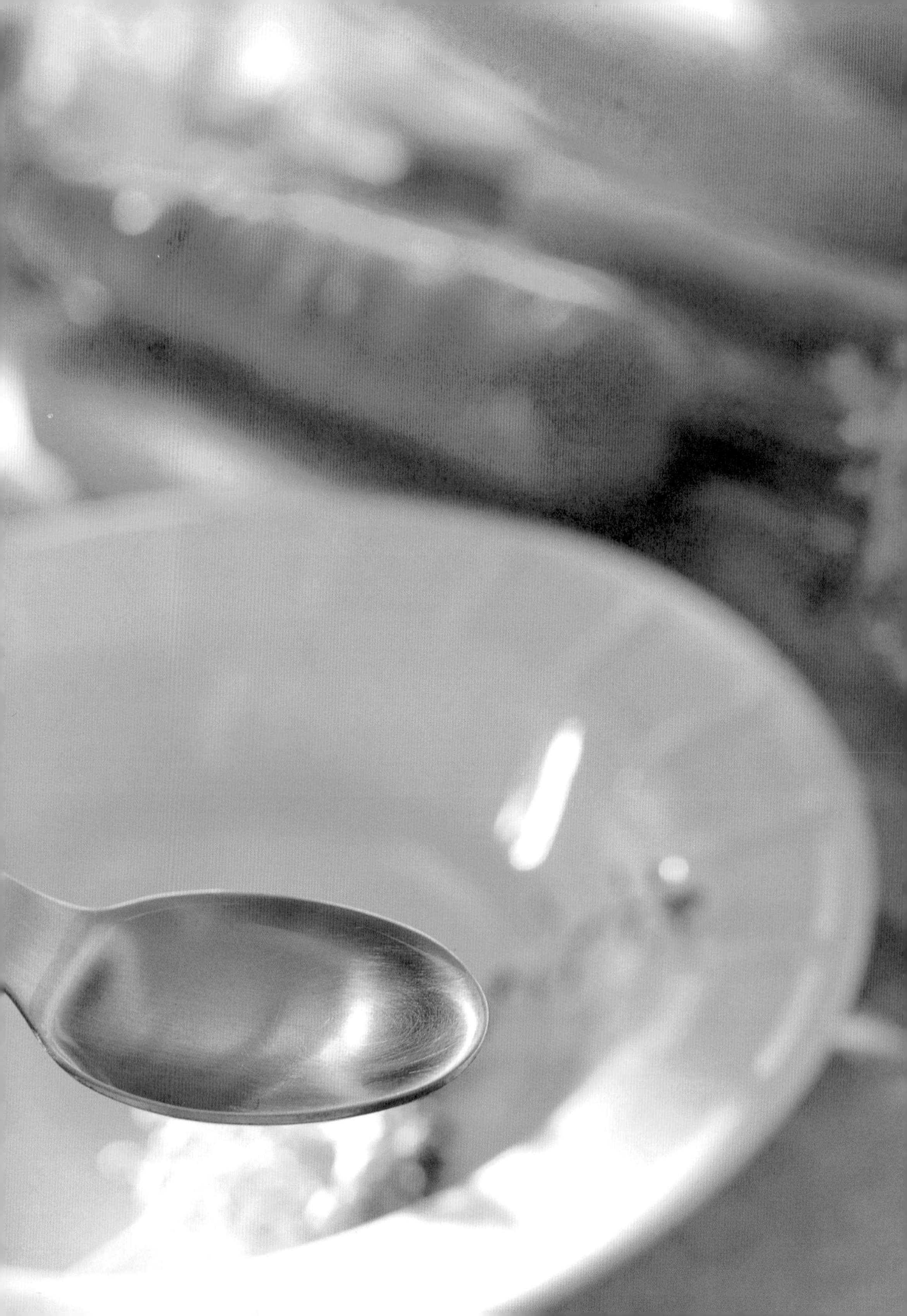

3 橄欖油的美容價值

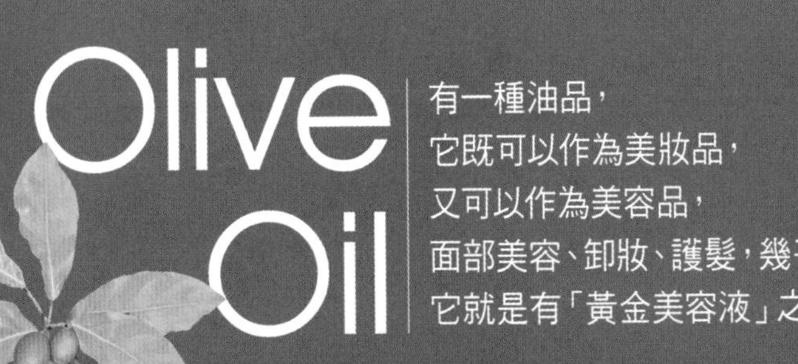

有一種油品，
它既可以作為美妝品，
又可以作為美容品，
面部美容、卸妝、護髮，幾乎無所不能，
它就是有「黃金美容液」之稱的橄欖油。

橄欖油的美容價值

據記載，橄欖油用於美容護膚已有兩千多年的歷史，傳說中，古埃及豔后每天清晨都用橄欖油擦遍全身，她那嬌嫩的肌膚、烏黑的頭髮，令世人豔羨，甚至征服了盛氣凌人的凱撒大帝。即使到了現在，許多愛美的女性，為了能擁有健美的身材和年輕美麗的容貌，也都不約而同的使用橄欖油來做保養，這使得橄欖油能夠美容養顏兼保養的功效，一再被證實。

橄欖油富含不飽和脂肪酸及各種維生素，極易被皮膚吸收，清爽自然，絕無油膩感。根據最新研究，橄欖油中所含多酚類有抗氧化作用，它能有效地避免因脂肪被氧化而發生的細胞老化所帶來的色斑、皺紋等現象。

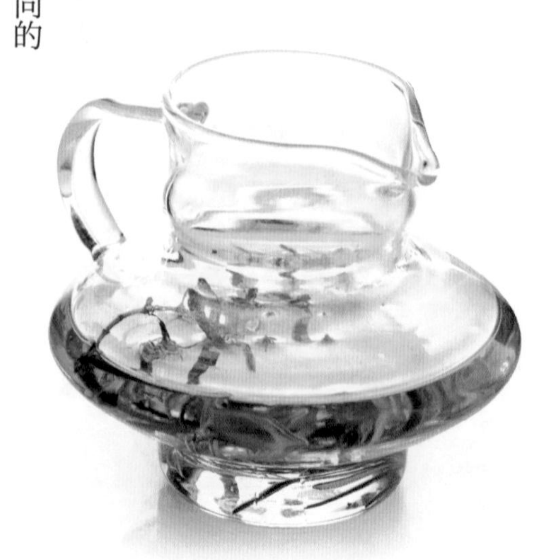

橄欖油為什麼能夠護膚、美容？

原因在於皮膚的結構十分緊密，通常情況下，連水分子也很難滲入皮膚表層。因此人們平時使用的化妝品很難進入皮膚，能進入皮膚的不到百分之五，但橄欖油卻不受此限，只要添加橄欖油的化妝品，營養成分進入皮膚表層的比例將大為提高，使皮膚細胞能直接得到來自外界的營養物質，從而大大提高皮膚細胞的活性物新陳代謝的能力。

為什麼橄欖油能輕而易舉進入皮膚表層呢？因為橄欖油是冷壓而成，沒有添加化學製品，十分純正，加上橄欖油的分子結構小，橄欖油所構成的omega-6脂肪酸（亞油酸）與omega-3脂肪酸（亞麻酸）的比例接近最理想的四比一，與皮膚細胞膜上的脂肪酸一致，因此能順利地通過皮膚細胞之間脂

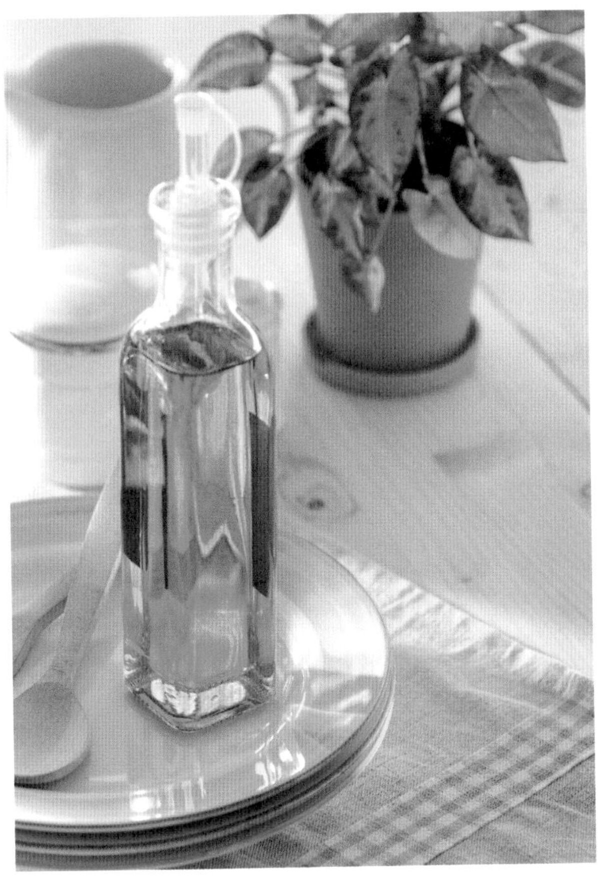

質，直接到達皮膚細胞中去，在細胞膜上形成一層十分理想的保護層，能阻斷細胞膜對致炎因數和致癌因子的接收，使皮膚保持健康。

橄欖油塗抹在皮膚上，人們往往不覺得黏稠，給人一種十分清爽的感覺。橄欖油之所以具備別的植物油沒有的易被皮膚吸收的功能，主要是與橄欖油中的脂肪酸結構與皮膚細胞膜結構幾乎相同有著直接的關係，當橄欖油塗抹到皮膚上時，便會被迅速吸收，這是其他物質所無法相比的。

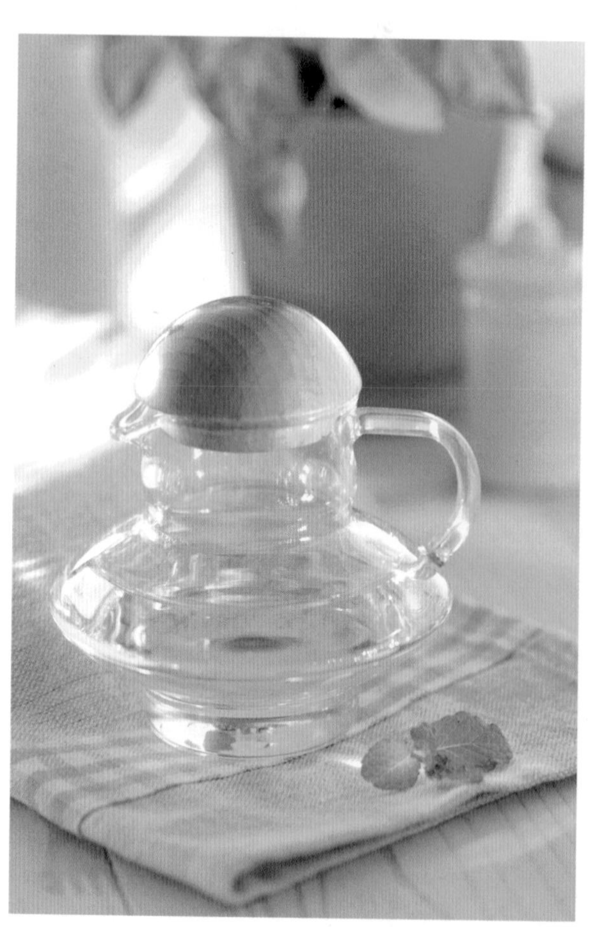

橄欖油用來美容時該注意什麼？

橄欖油其實是精油裡的一種基礎油，在精油被越來越多愛美女性喜愛的情況下，價格相對便宜、使用方便的橄欖油轉而受人青睞。它主要能滋潤皮膚，修復受損肌膚等。

正常來說，乾性皮膚的人最適合使用橄欖油。普通膚質的人可以在冬天皮膚相對乾燥時適量使用，否則容易造成毛孔堵塞、長痘痘，而且塗在臉上油膩的感覺也不好受。

至於橄欖油的正確使用方式其實很簡單，只要將橄欖油和面霜、沐浴露等均勻地混合起來使用就可以了，這樣既增加了化妝品的滋潤度，又不會太油膩，氣味也會比較好聞，唯一要注意的是，如果橄欖油是使用於護髮或護甲時，用完最好還是用清水洗淨，以免油油的不舒服，尤其是頭髮，若不經過沖洗，可能會讓人感覺髒髒的，反而有了反效果。

還有一點要特別注意，橄欖油如果要用來按摩時，最好先將橄欖油加溫至與人體差不多的溫度，並且一次使用完，以免變質。

橄欖油的美容方法

護膚

橄欖油具有滋潤及保養作用，能使皮膚恢復自然彈性。

平常只需要在洗淨的皮膚表面塗上橄欖油，輕輕按摩臉部，讓其充分吸收，這樣有益於保持水分並滋養肌膚，用熱毛巾敷面，能去除毛孔內的污垢可使皮膚光澤細膩而富有彈性，消除皺紋和色斑或使色斑變淡、減緩皮膚衰老。

此外，像是在秋冬較為乾燥的季節裡，可以將橄欖油塗抹於手、腳關節以及臀部等部位，每週擦三次，對這些部位也有很好的滋潤的效果，防止肌膚因為乾燥而乾裂。

臉部護理

在化妝前將臉部清潔後，均勻塗抹橄欖油，輕輕按摩臉部，待吸收後，再塗擦粉底，既可營養皮膚，又可防止粉妝脫落；卸妝時，以橄欖油輕擦臉部，能有效去除彩妝，而皮膚不受任何傷害。

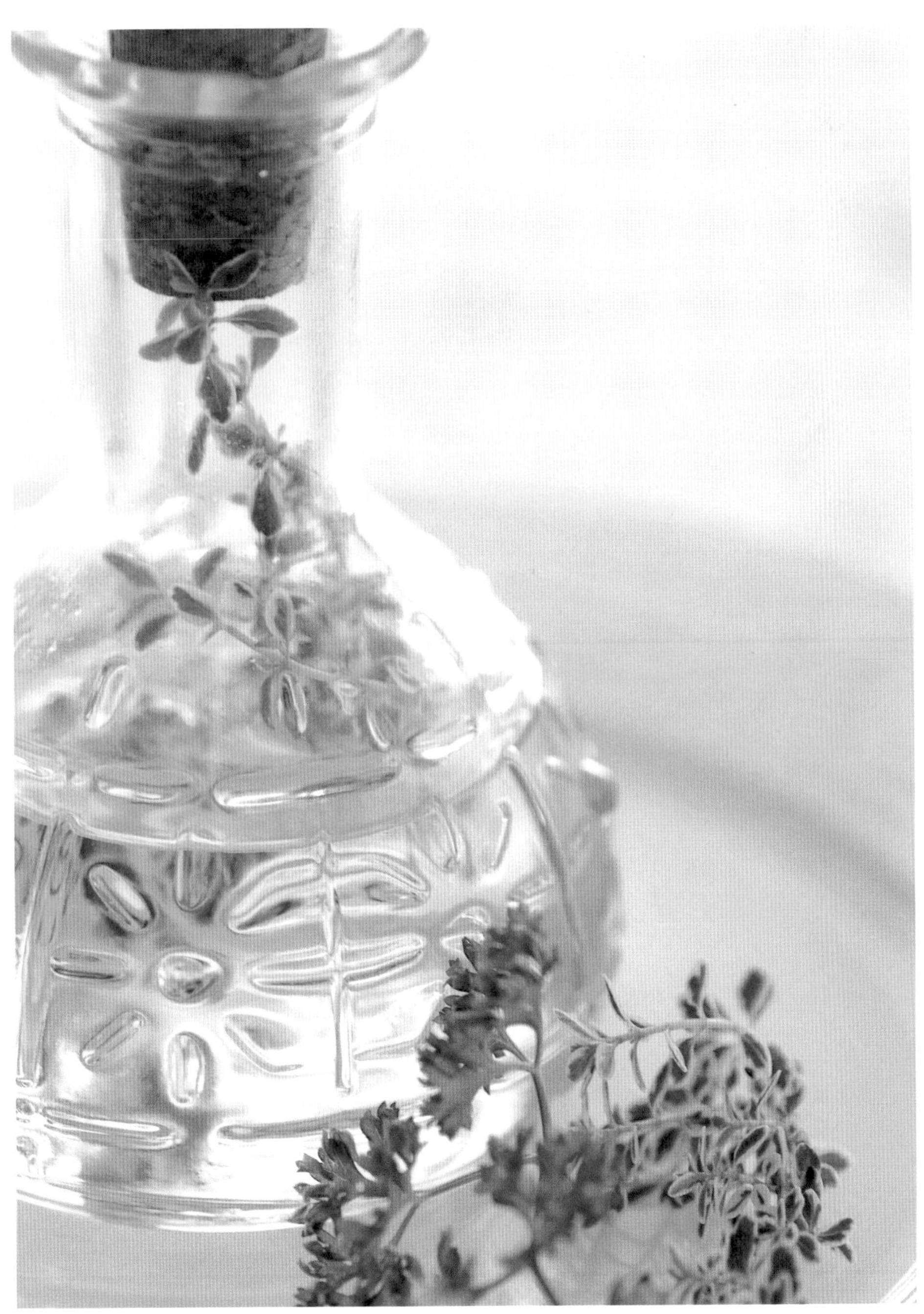

如何以橄欖油做臉部護理？

◎滋潤、磨砂：洗臉後，以「橄欖油＋鹽」反覆輕輕按摩臉部，有磨砂、滋潤作用。如果是乾性或敏感性肌膚，可以以四分之一杯橄欖油放入微波爐稍加熱後拿出，等溫度適中後，再均勻塗抹在臉上，就能達到調理的作用。

◎去油污：敷臉，用溫水把臉上的油污洗淨，以乾毛巾輕輕拭去水分，以棉花沾橄欖油，遍抹於臉上，經過十至十五分鐘後，用熱毛巾敷面，最後以乾毛巾輕輕擦拭即可。

◎恢復彈性：將牛奶五十毫升，加四至五滴橄欖油，用麵粉適量調勻敷面，保留二十分鐘後以清水洗淨，長期使用，就能增加皮膚的活力和彈性。

◎防皺：將一個雞蛋打散，加入半個檸檬汁及一點點粗鹽，充分攪拌均勻，而後將橄欖油慢慢的加入雞蛋汁裡，充分混合均勻。平日可儲存在冰箱裡，一週做一至二次，不僅可防皺，還可以促進皮膚的光滑細緻。

◎收縮毛孔：用一小匙砂糖和原生橄欖油混合製成面膜，每週使用三次，既可收縮毛孔，又能美白肌膚。

◎上妝、卸妝：在基礎化妝品中滴一至二滴橄欖油，揉搓後均勻塗抹於臉部，皮膚馬上就變得亮澤而生動，能使上妝容易；在化妝棉上滴兩滴橄欖油來卸妝，可把頑固彩妝卸掉，包括標榜防水化妝品。

眼部護理

先在眼睛周圍抹一點橄欖油，然後用面巾熱敷，既可消除眼袋，又可去除細小眼角紋及色斑，還可營養眼睫毛，使其漸漸變得黑而粗長。

橄欖沐浴

浴缸放水同時，放入五至十毫升的橄欖油，以手輕輕攪拌，使油和水融合（油水可以融合），然後開始沐浴；也可以取棉花浸透橄欖油，均勻遍塗全身，再以熱毛巾包裹十分鐘，再以溫水清洗即可。這樣使能達到清除污垢、舒活筋骨，消除疲勞的目的，長期堅持使皮膚滋潤而有彈性。

浴後美體

橄欖油是按摩推拿最佳用油，洗浴後毛孔張開時，以橄欖油塗抹全身進行按摩，可使血液循環加速，減緩肌肉緊張，使肌膚光滑細膩。還可將橄欖油均勻塗抹於肚臍和腹部，用手掌畫圈按摩，可促進血液循環和肌膚新陳代謝，有助於吸收皮下多餘脂肪和減肥。此外，洗完澡後在一杯水裡加入一些橄欖油拌均勻，分次淋在身體的每一個部位，再適當地按摩，可以使皮膚更光滑。

天然護髮

橄欖油含有維他命B和E，以適量橄欖油塗抹在頭髮上，輕輕按摩，使頭髮充分吸收養分，然後以毛巾包裹一個小時後，再用中性洗髮液洗頭，你就能擁有一頭亮麗柔順的秀髮了。同時還可以防止脫髮、出油、出頭皮屑，防乾燥及髮稍開叉，如果能堅持每週一次，則效果更好。

頭髮護理簡單，只需在梳頭前在梳子上滴上三至四滴橄欖油即可，而且不會使頭髮油膩。

另外，也可以在洗頭之後，像用護髮素一樣，先擦乾頭髮，再均勻地給秀髮抹上橄欖油，然後用熱毛巾包裹頭髮十分鐘，便可使頭髮變得光澤柔順。或往護髮素裡加幾滴橄欖油可以使頭髮得到深層護理，當在浴缸裡泡著的時候把調理後的護髮素平滑地梳進髮絲裡，浴缸裡冒出的蒸氣會幫助護髮素滲透的。

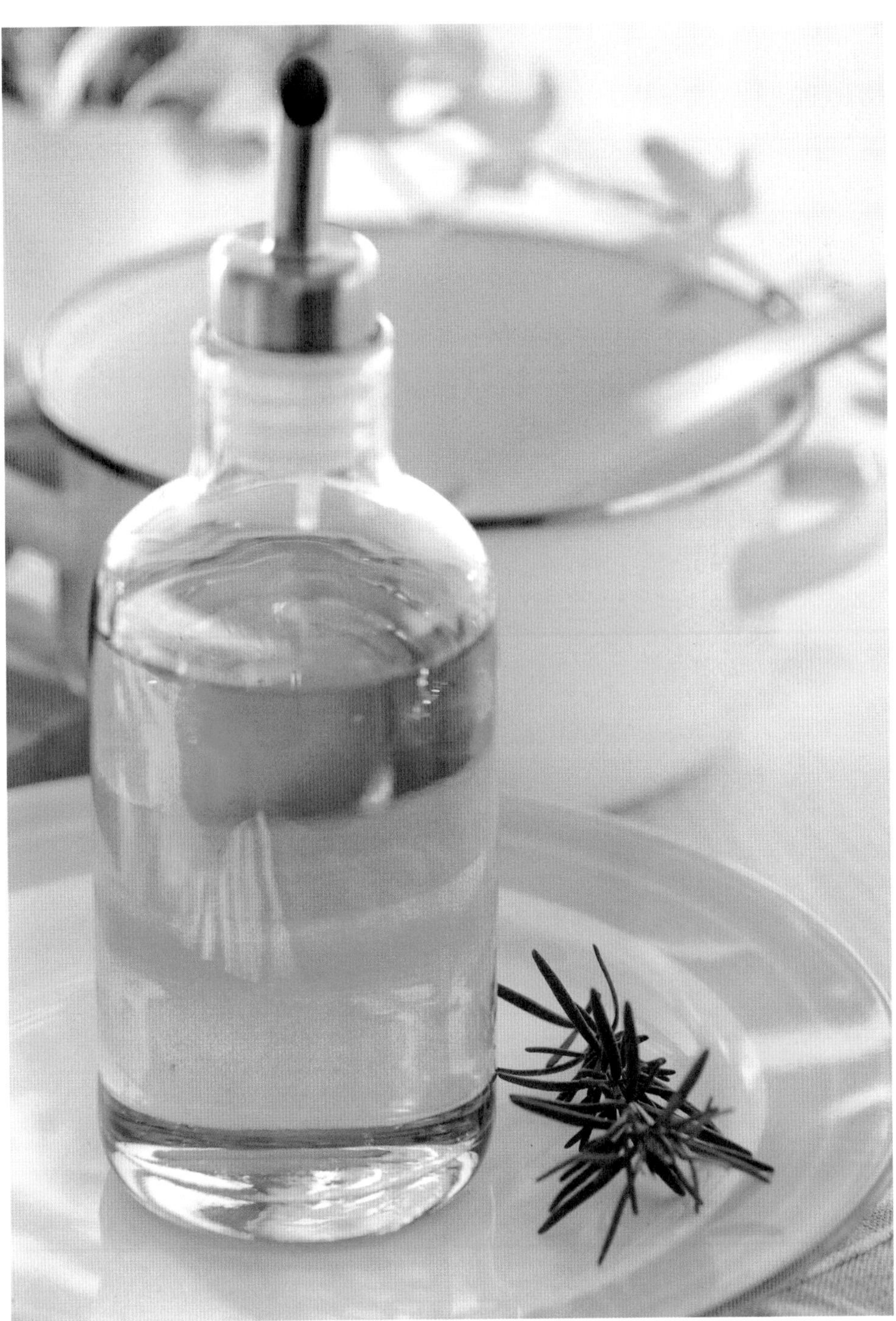

橄欖油護髮的好處？

◎**增強頭髮韌性**：以二分之一杯水、四分之一杯橄欖油和一杯溫和洗髮水，將這些材料混合攪拌成柔順的糊狀倒進瓶子裡隨時取用。橄欖油能增強髮絲的韌性滋潤乾性髮質，如果加入少許香水能讓頭髮散發出迷人的香味。

◎**烏黑秀髮**：將半杯橄欖油和一杯蜂蜜混合，攪拌均勻，置放兩天後即可使用，用時將混合液塗抹在頭上按摩，用梳子輕輕梳頭髮，使每根頭髮充分接觸，然後用塑膠罩罩住頭髮，使混合液充分滲透；三十分鐘後洗去，可使頭髮烏亮而有光澤。

秋冬潤唇

雖然說唇紋的深淺大多與先天體質有關，但如果後天保養不當，唇紋也會更加明顯。何況冬季皮膚容易缺水，這時如果不小心呵護，讓唇紋變深，因此，在天氣忽然轉冷時、感冒或腸胃不好時、感到口唇乾裂時，除了注意飲水外，只要連續兩、三天在嘴唇上擦上些許橄欖油即可解決問題；也可以在晚上睡覺前用熱毛巾敷一下嘴唇，再用化妝棉沾橄欖油覆蓋嘴唇，隔天起來也可以紅潤動人，尤其對每天都要塗口紅的人來說更需要這樣來保養嘴唇。

嬰兒護膚

嬰兒皮膚嬌嫩，在腋下、屁股等處塗上橄欖油可以防止寶寶皮膚被汗水和尿液長時間浸泡，嬰兒身體部分若有痱子，只要在患處抹上橄欖油就能很快康復。因此在國外，嬰兒出生護士大多會用橄欖油洗肚臍是有醫學根據的。

美腳

腳部乾燥的人可以在洗腳後塗些橄欖油，然後套上塑膠袋，再放入熱水中，待毛孔張開後，就能將橄欖油的營養成分充分吸收，足療時使用橄欖油是最理想的，這些保健療法，不但對滋養肌膚十分有利，而且可使橄欖油中的脂肪酸和多種天然維生素迅速滲入人體內並為人體吸收。

陽光浴保護用油

怕曬黑、怕曬傷是很多愛美女性共同的心聲，但是一旦到了夏天，不論是游泳或運動，甚至

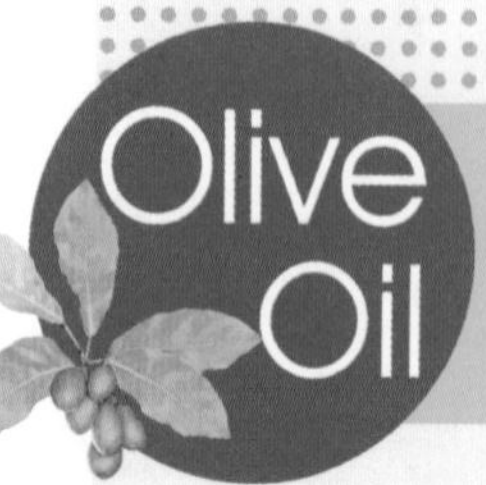

如何以橄欖油美麗雙腳？

將凡士林加入數滴橄欖油，混和後即可用來給雙腳按摩。常用滋養油潤澤腳底也很重要，將橄欖油在晚上睡覺時塗在腳底，穿上棉襪，讓熱氣幫助毛細孔張開，油分被吸收而使雙腳皮膚變得柔軟光滑，第二天起床後用浮石摩擦長繭部位，溫水洗淨。一星期護理一次，可以看出明顯的效果。

逛街都可曬黑的可能，這時，只需要用橄欖油擦於面部和全身就能夠保護皮膚，防止紫外線對皮膚的傷害，在烈日照射下不致脫皮。

橄欖油使紫外線容易被吸收，不致於灼傷皮膚。所以在有太陽但陽光不很烈的情況下，可塗橄欖油防曬。

手部護理

如果你討厭洗完手後皮膚就變得乾澀緊繃，和指甲邊緣那些長得飛快的硬死皮，那就趕快改變僅使用護手霜的習慣，從日常生活中的點滴做起吧！

而手背在日常生活中經常暴露在外，更需要經常地補充水分與油分，否則肌膚很容易變得乾燥。無論在夏季還是在冬季，建議你隨身準備一瓶橄欖油，在洗手或是感到乾燥時及

如何以橄欖油做手部護理？

做家事時，先塗上一層特級冷壓橄欖油，然後戴上手套，最好是外層橡膠、內層棉質的那種，這樣就可以避免清潔劑、洗衣粉等一些化學產品對手部皮膚的傷害。要特別注意的是，因為做家事的時間比較長時，還應該每隔半小時脫下手套讓雙手透透氣。

如果手上已經長出了老繭，可在泡溫水後以浮石去除老繭。最好每週做一次雙手去除角質的特殊護理，可以以少量磨砂膏按摩雙手十至十五分鐘，去除手部死皮，然後在加有橄欖油的溫水中浸泡五分鐘，最後擦乾塗上護手霜。

時滋潤，可以保持雙手的細嫩。每星期給雙手進行一次特殊的護理，用少量的磨砂膏按摩雙手十至十五分鐘，去除手部死皮，然後在溫熱的原生橄欖油中浸泡五分鐘，這樣一來，就不會出現充滿皺皮的雙手囉！

除紋

◎除妊娠紋：以一匙橄欖油擦於妊娠紋處，輕輕按摩，長期使用就能去除妊娠紋，或使之變淺，比起市售的任何一種除妊娠紋的霜劑都來得天然且有效。

◎防眼角皺紋：眼角紋、細紋、魚尾紋或眼部細紋很困擾你嗎？可以兩滴橄欖油加上少許蘆薈膠拌勻，然後抹於細紋處，一旦塗上去就吸收了，馬上看不出紋路（外出時不用洗掉可以直接上妝）。

瘦身

高純度特級橄欖油不但可以直接飲用，還有助於促進身體的新陳代謝和排泄，橄欖油所含的維生素E，易於被皮膚吸收，從而有助於保持女性的體態美。它不僅可以幫助消化，還能預防便祕，所以塑身的效果顯著。記得在每天早餐前，空腹喝兩匙橄欖油，減肥的效果十分理想。

卸妝

卸妝油雖有深層清潔肌膚的作用，但頻繁使用依然會出現痘痘、發炎等不適表現，而橄欖油由於黏性較強，這種黏性使皮膚有很好的吸著力，可防止皮膚水分蒸發。它具有卓越的潔面效果，且橄欖油是純植物性的，又可預防皮膚疾病，即使是敏感皮膚的人，也可以放心使用。

使用的方法也很簡單，只需要用滴管吸取五至六滴橄欖油滴在手上，然後均勻地塗抹在臉上，並用雙手輕輕按摩二至三分鐘，最後用清水洗淨即可。

橄欖油按摩DIY

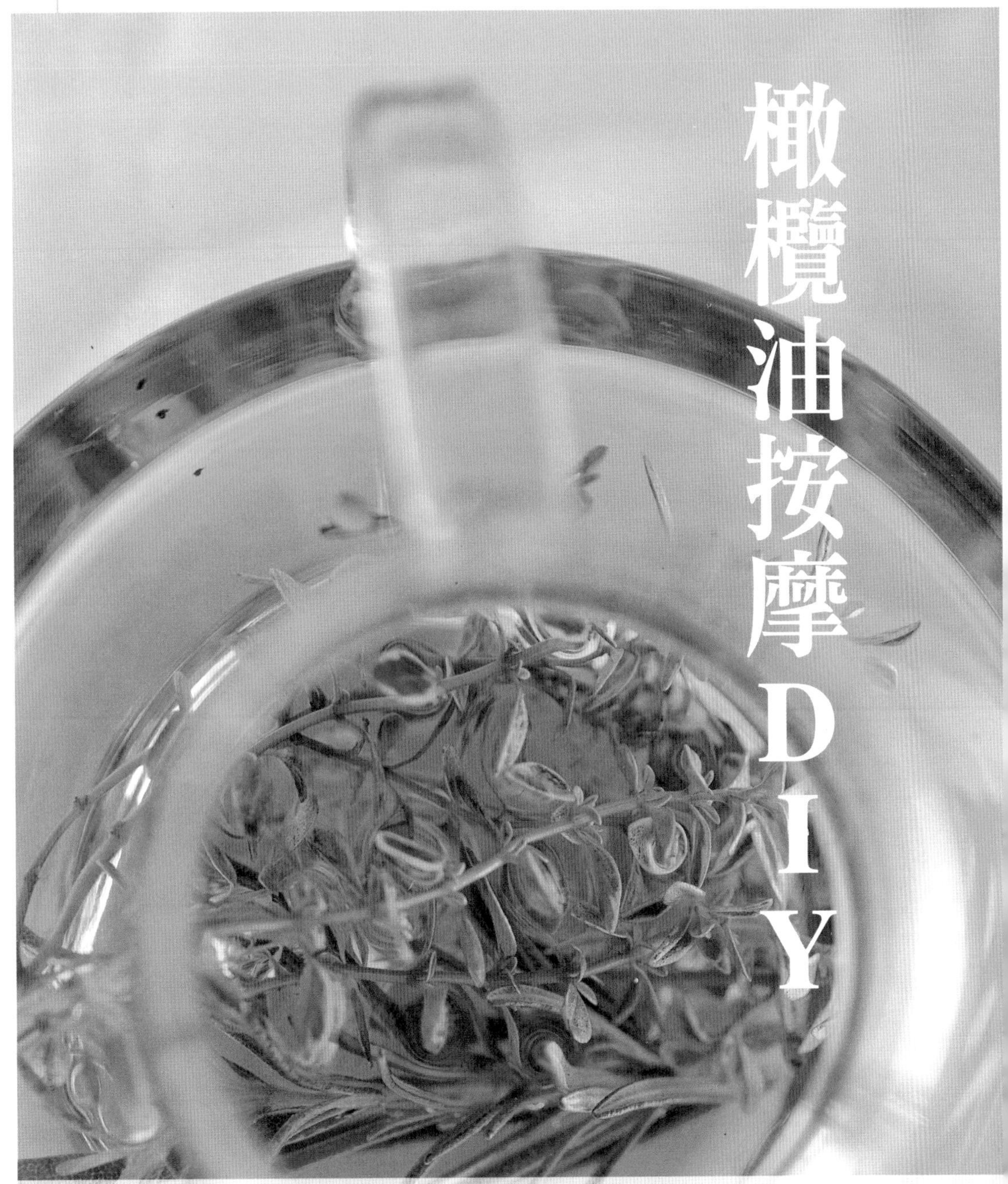

Olive Oil

瘦身、窈窕、美容是每個愛美女性每天必備的功課，

而橄欖油就是最佳聖品。

橄欖油按摩DIY 1

臉部

瘦臉、消除雙下巴、緊實臉部曲線

按摩1 **瘦臉**

橄欖油15CC

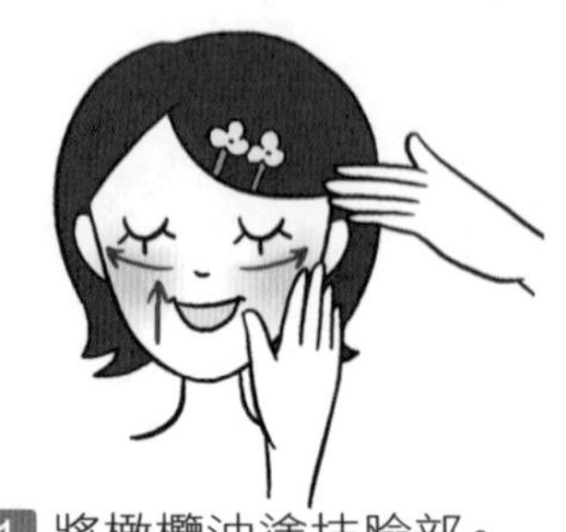

1 將橄欖油塗抹臉部。

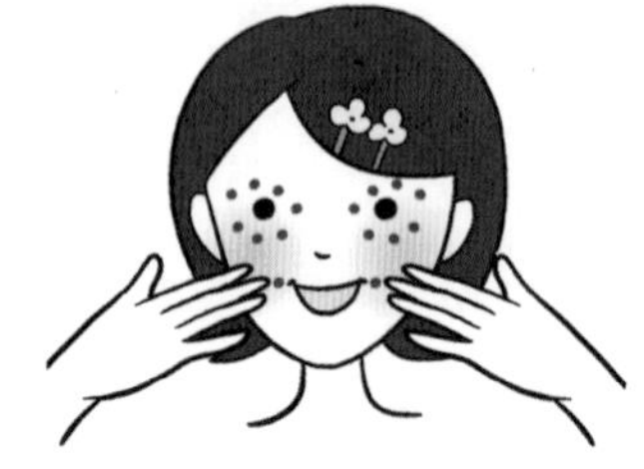

2 將橄欖油以按壓的方式，疏通眼部及嘴部穴道，去除皺紋。

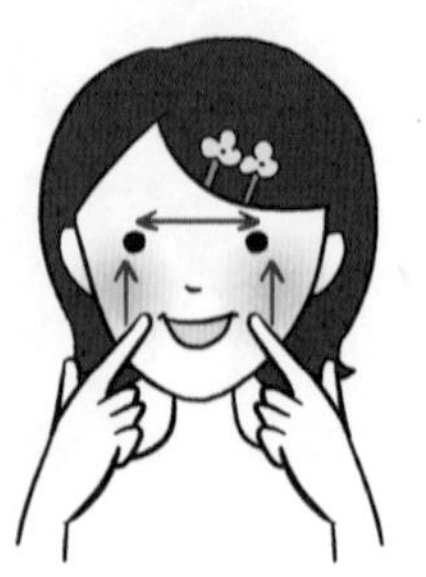

3 將橄欖油由鼻翼兩側，由下往上的方式拍打，消去眼下贅肉，撫平皺紋。

4 將橄欖油塗抹臉部，由下往上拍打的方式，消去臉頰贅肉。

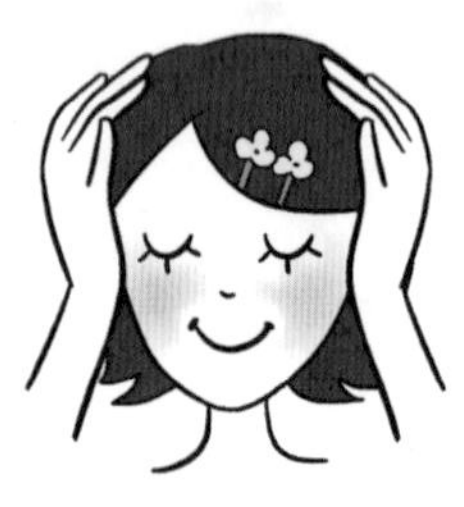

5 將橄欖油塗抹臉部太陽穴，以揉壓的方式，疏通穴道，減壓。

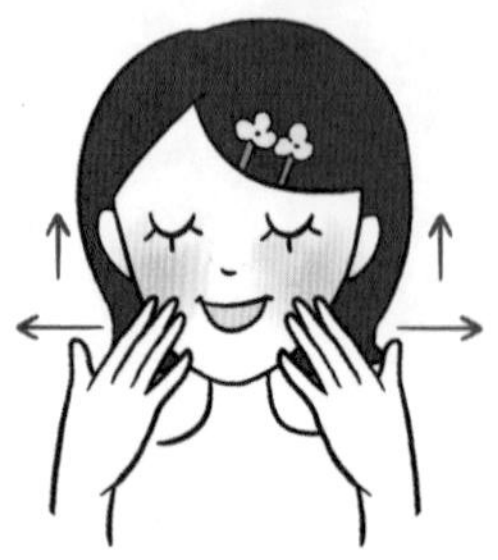

6 將橄欖油塗抹全臉，以內往外，由下往上的方式，消去臉部贅肉，平滑肌膚。

按摩2 消除雙下巴

橄欖油7CC

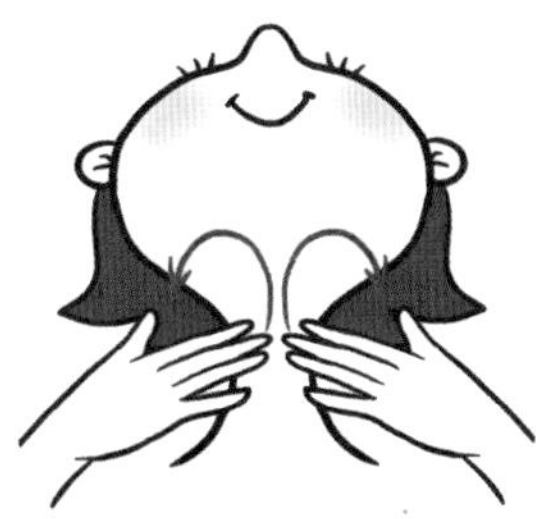

1 整個頸部塗抹橄欖油，下巴朝上，雙手手掌由內向外畫圓按摩，約10至20次。

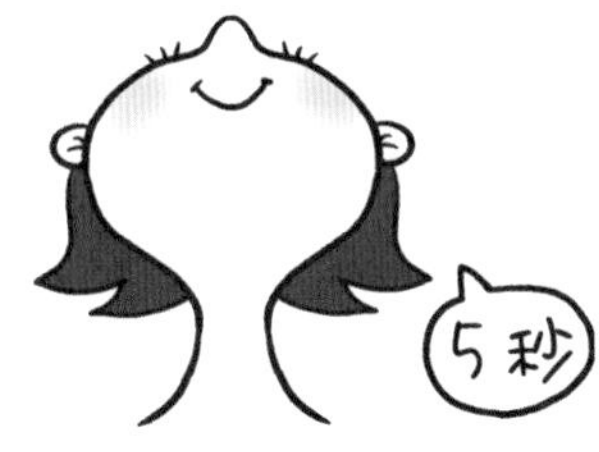

2 下巴伸直，朝上，靜止5秒鐘後還原放鬆。反覆5次。

按摩3 緊實臉部曲線

橄欖油7CC

1 以雙手食指、中指、無名指三指指腹從鼻的兩側向耳朵往上挪，像是包覆全臉般，朝下巴方向滑動，重複10次。

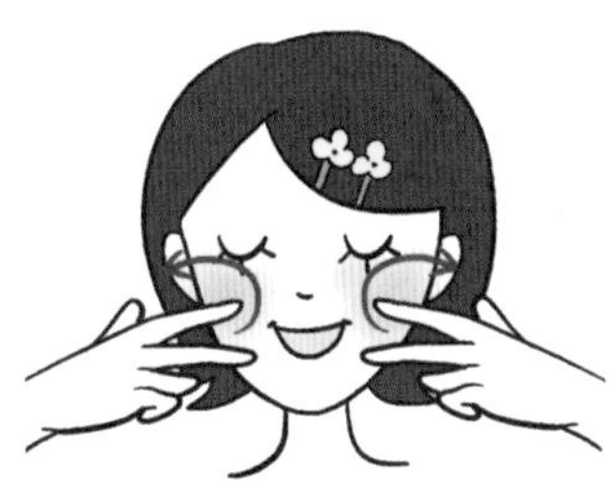

2 中指抵住眼尾下方上顎的內齒，食指抵住下方下顎處，往外繞，以畫圓般旋轉。重複20次。

橄欖油按摩DIY 2

局部塑身

肩部太厚、背部肉太多、雙臂太粗
胸部尖挺、大屁股再見、大腿不肥

塑身1 肩部太厚

橄欖油30CC

1 以橄欖油塗抹肩部，手肘張開，手指尖放在兩肩。

2 手肘用力朝正上方抬，靜止5秒後，還原動作。重複10次。

塑身2 背部肉太多

橄欖油30CC

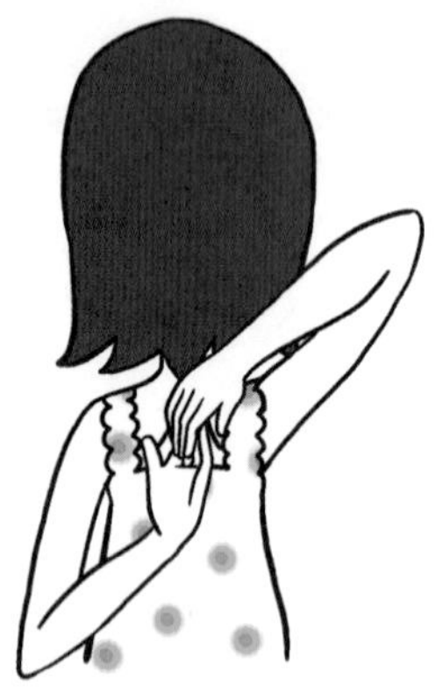

1 以橄欖油塗抹背部，右手臂由上、左手臂由下繞到背後，手指交疊，握住，往上下延伸，進行伸展運動，交換手臂進行各10次。

2 伸直右臂，左手包住右手肘，將手肘拉到左側，伸展肩膀和上臂。左右臂交替，進行各10次。

塑身3 雙臂太粗

橄欖油7～15CC

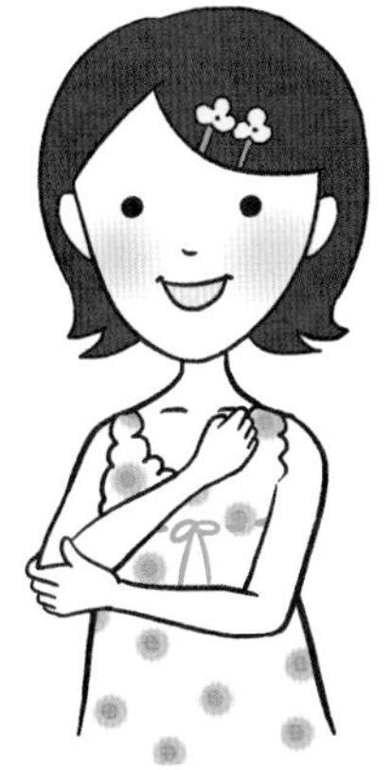

1 將橄欖油塗抹手臂，彎曲單側手肘，另一隻手扶住手肘。

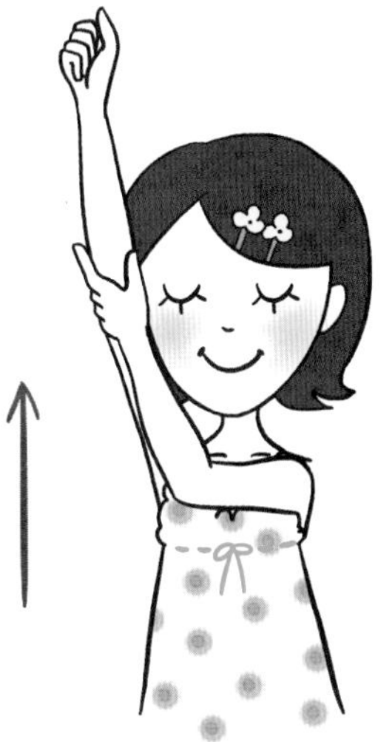

2 手肘向上，靜止5秒鐘。左右臂交替，進行各10次。

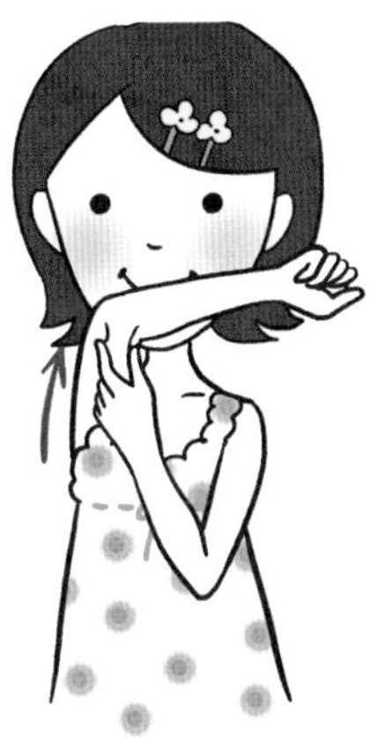

3 單側手臂用另一側的手由下往上一邊捏肉，一邊按摩。左右手交替進行各30次。

塑身4 胸部尖挺

橄欖油15～30CC

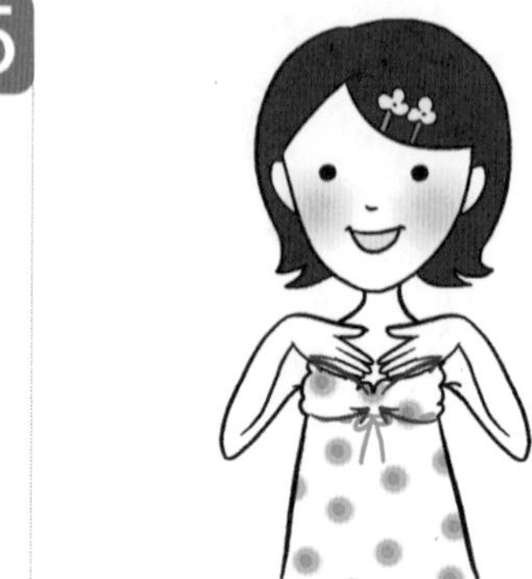

1 將橄欖油塗抹乳房四周，再雙手握拳，手肘張開，以拇指外的手指第一關節與第二關節的側面抵住乳房中間，沿乳線往上抬似的，朝腋下輕輕的按摩。

2 接著，從腋下朝向乳房中間用力按摩，進行20次。

塑身5 拯救水桶腰

橄欖油15～30CC

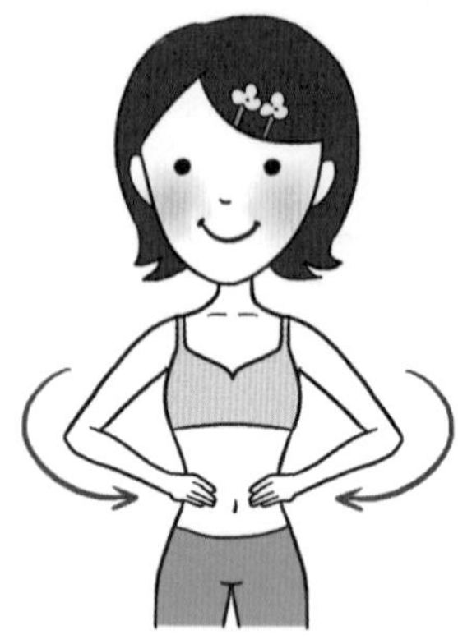

1 以橄欖油塗抹腰部，雙手抵住腰部，從外側朝內側按摩10次，共做5回。

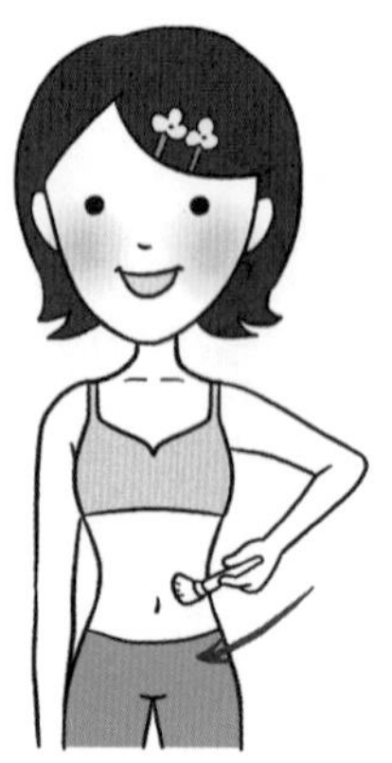

2 扭轉腰部，以美容刷從側腹朝前面摩擦。左右交替進行各做30次。

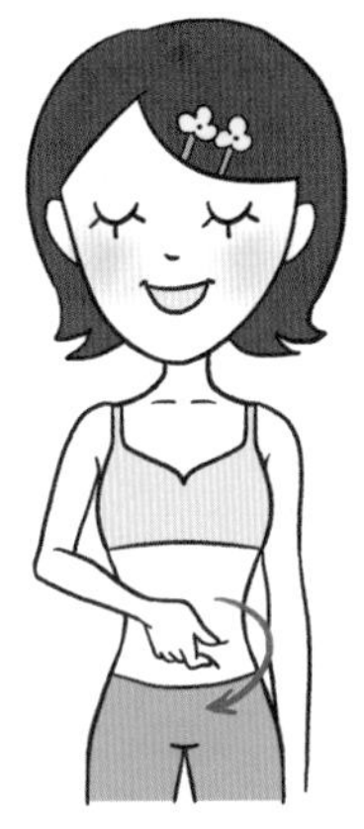

5 像扭轉腰部似的，右手將左腹的肉朝中心扭轉。左右手交替進行，共做各10次。

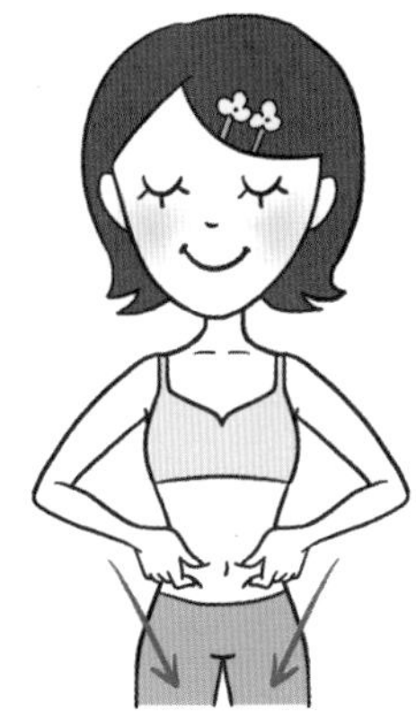

3 雙手抵住腰部，以拇指和食指有節奏的揉捏10次，共做5回。

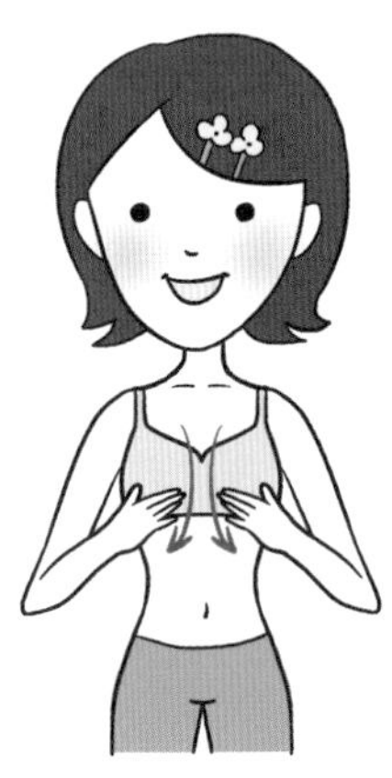

4 以橄欖油從心窩朝向肋骨擴散塗抹，像摩擦整個腹部似的，按摩10次。

塑身6 大屁股再見

橄欖油15CC

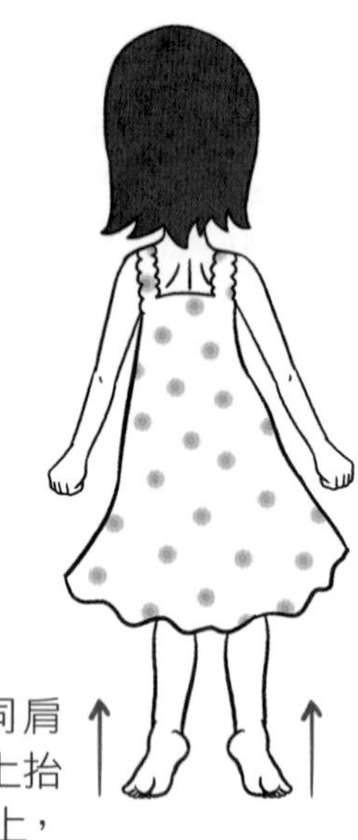

1 雙腿打開同肩寬，腳跟往上抬高，由下往上，雙手握拳，進行10至20次。

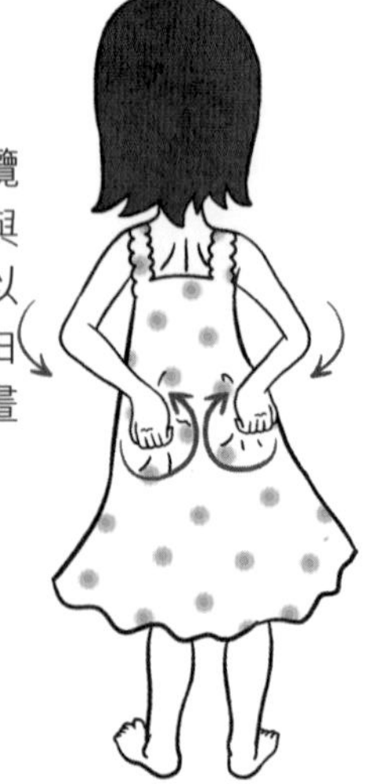

2 臀部塗抹橄欖油，雙腿打開與肩同寬，握拳，以上抬的方式，由外往內在臀部畫圓按摩。

塑身7 大腿不肥

橄欖油15CC

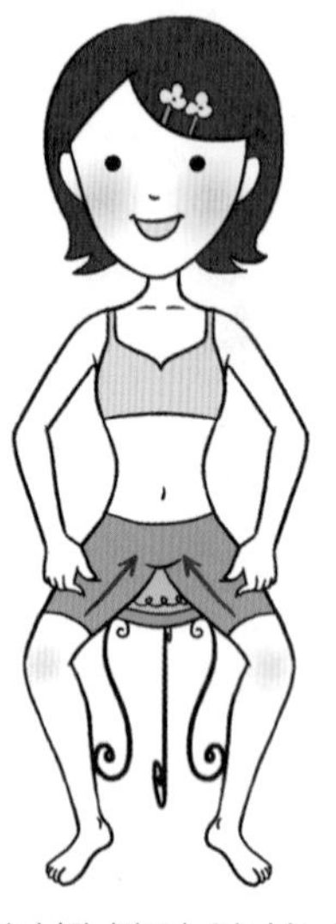

1 以橄欖油塗抹大腿內外側，坐在椅子上，由膝關節朝大腿內側，以雙手手指由下往上揉捏按摩。左右各進行15次。

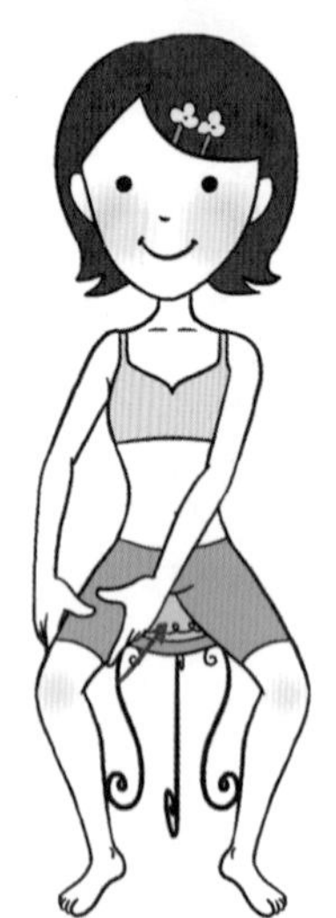

2 雙手放在大腿上，以雙手手掌夾住大腿肉，往上摩擦，左右各做5次。

塑身8 小腿沒蘿蔔

橄欖油15CC

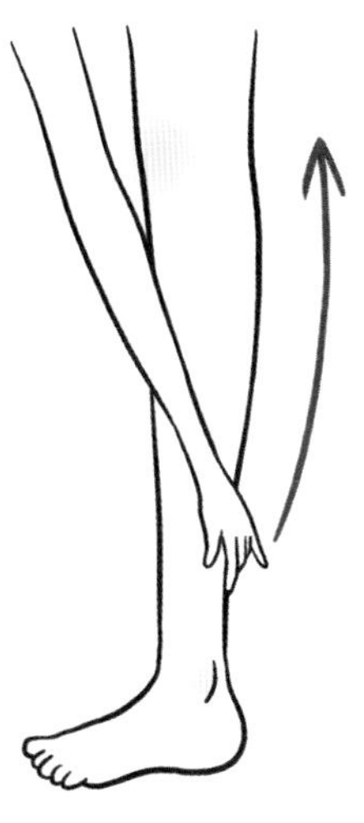

1 橄欖油塗抹整個小腿肚，從腳踝朝膝下用手指往上捏。左右各做10次。

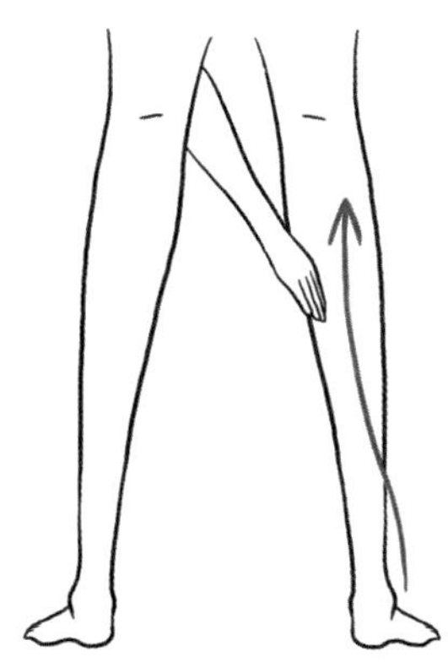

2 雙手向上扭轉似的，從腳踝到膝內側向上扭轉。左右各做15次。

塑身9 腳踝也纖細

橄欖油7～15CC

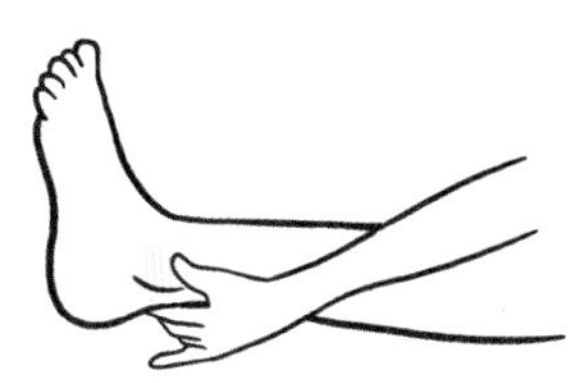

1 坐在地上，輕輕的按壓腳跟肌腱的中央，左右各30次。

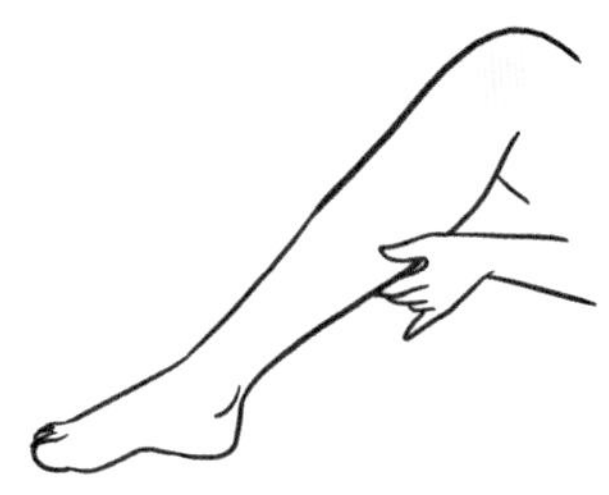

2 雙手放在腳踝和小腿肚之間，輕扭按摩。左右各做30次。

自己作親膚手工皂

乾·性·肌·膚·適·合·的

草莓花禮

戀愛般的酸甜滋味，通通被藏進了這一束草莓裡。讓這束草莓花禮代替玫瑰，表達您的心意吧！

材料　底座

油脂總重300公克
可製作55公克草莓8顆

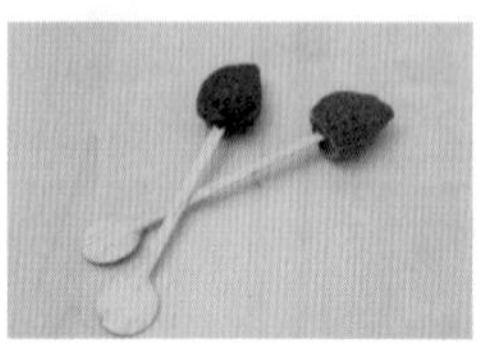

米糠油	120公克
棕櫚油	60公克
椰子油	45公克
荷荷巴油	15公克
甜杏仁油	30公克
橄欖油	30公克
氫氧化鈉	41公克
純水	100公克
此部分添加物可隨性使用	

- 溶解過程會有發熱情形，為正常現象。
- 氫氧化鈉屬於強鹼，此步驟有危險性，請小心操作。

- 請將鹼液以少量、分多次的方式倒入油脂中，細心攪拌。

模型　草莓矽膠模型

1 購於手工皂矽膠模型專門店。
2 製作時置於木板，方便入模之後移動。

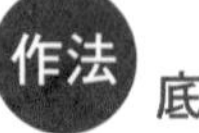

花嘴　圓孔花嘴

作法　底座

1 依油脂配方將油脂倒入不鏽鋼鍋內，隔水加熱至45℃以下。

2 使用耐高溫的容器（至少耐熱90℃），將純水倒入耐熱容器中，再加入氫氧化鈉，攪拌至氫氧化鈉完全溶化，並降溫至45℃以下。

3 將步驟2的鹼液倒入步驟1的油脂中，並不斷攪拌約40分鐘使兩者皂化反應，直到完全混合成美乃滋狀即為皂液，即可進行下一個步驟。

4 在已充分攪拌的皂液中加入喜愛的精油及添加粉攪拌均勻、入模。

5 完全入模後請置入保麗龍箱中保溫，等待24小時，至降溫即可取出脫膜。

材料 奶油花

油脂總重	150公克
橄欖油	75公克
椰子油	37公克
棕櫚油	37公克
蜜蠟	1公克
氫氧化鈉	22公克
純水	55公克
喜愛的精油	

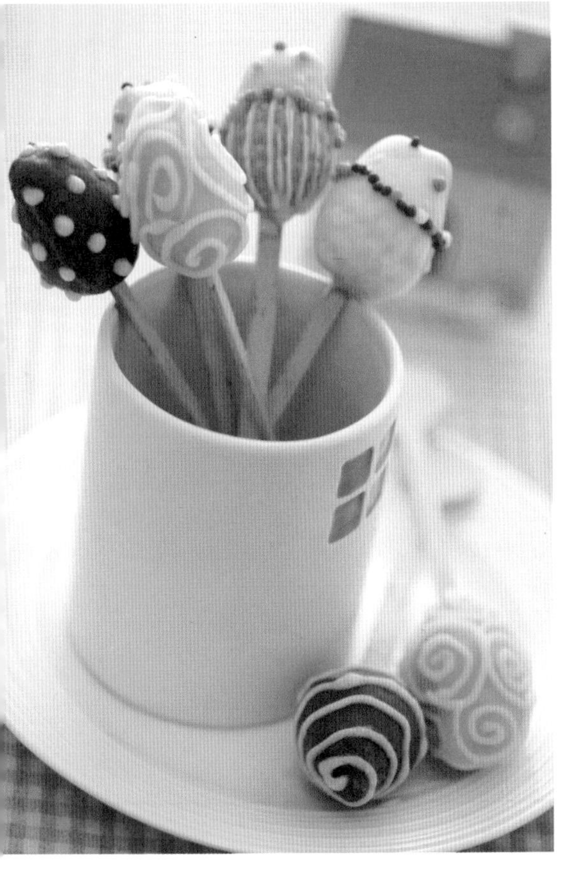

作法 擠花

1 依油脂配方將油脂倒入不鏽鋼鍋內，隔水加熱至45℃以下。

2 使用耐高溫的容器（至少耐熱90℃），將純水倒入耐熱容器中，再加入氫氧化鈉，攪拌至氫氧化鈉完全溶化，並且降溫至45℃以下。

3 將步驟2的鹼液倒入步驟1的油脂中，並不斷攪拌約40分鐘使兩者皂化反應，直到完全混合成美乃滋狀即為皂液，即可進行下一個步驟。

請將鹼液以少量、分多次的方式倒入油脂中，細心攪拌。

4 在已充分攪拌的皂液中加入喜愛的精油。

5 裝入奶油花袋中，隨意的在草莓皂上擠花、裝飾吧！

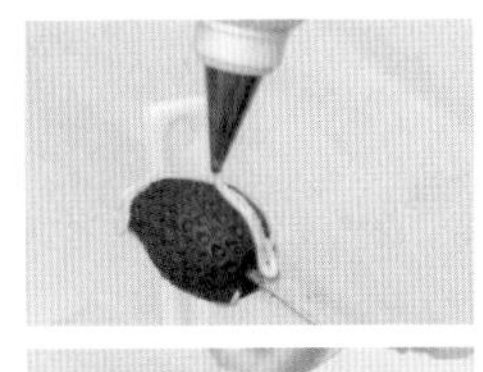

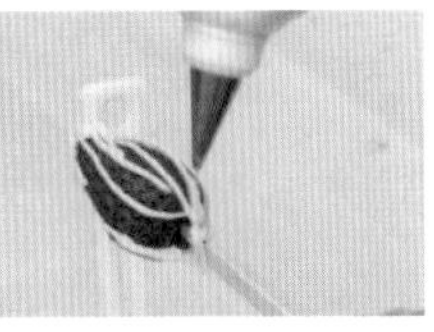

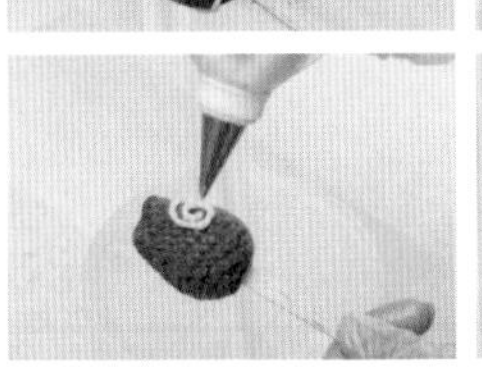

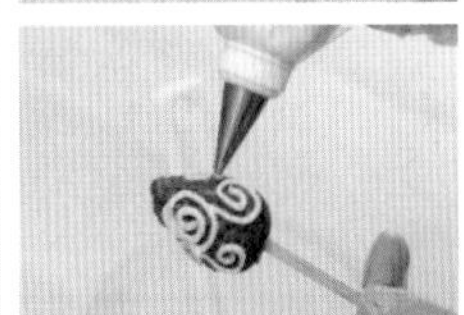

摘自雅書堂《格子教你作甜點手工皂》一書

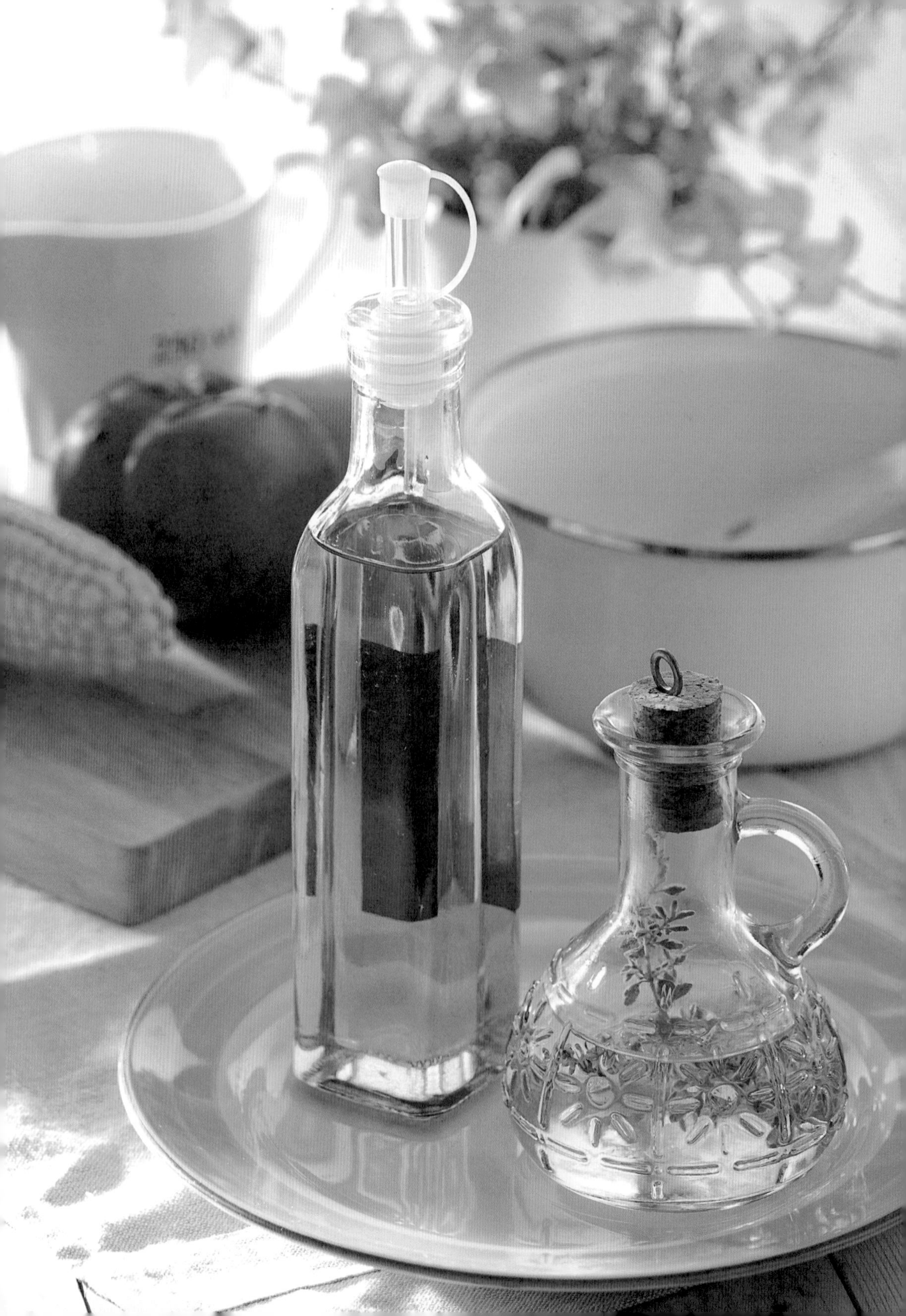

4 橄欖油的食用方法

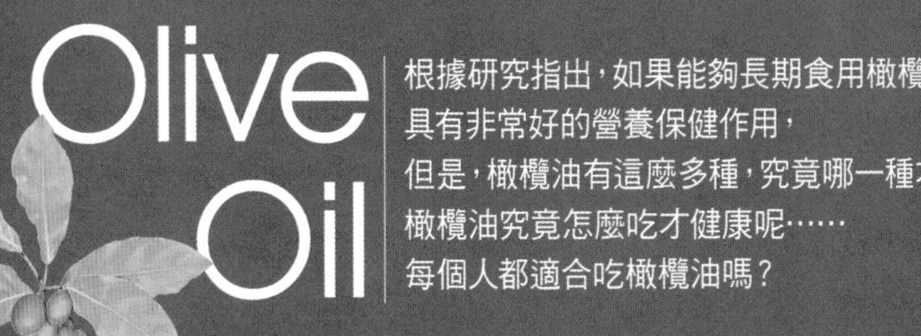

根據研究指出，如果能夠長期食用橄欖油，
具有非常好的營養保健作用，
但是，橄欖油有這麼多種，究竟哪一種才適合吃呢？
橄欖油究竟怎麼吃才健康呢……
每個人都適合吃橄欖油嗎？

哪一種橄欖油才適合食用？

基本上，原生橄欖油（天然橄欖油）因為加工的過程中不經過化學處理，幾乎和果汁沒有兩樣，所以很適合用來涼拌食物，或做沙拉來食用，突顯原汁原味。

而精煉橄欖油（二次油）的品質雖然不及原生橄欖油，但味道也不錯，價格也較為平民，一般可以用來做為廚房裡的常備油，煎、煮、炒、炸，隨心所欲。

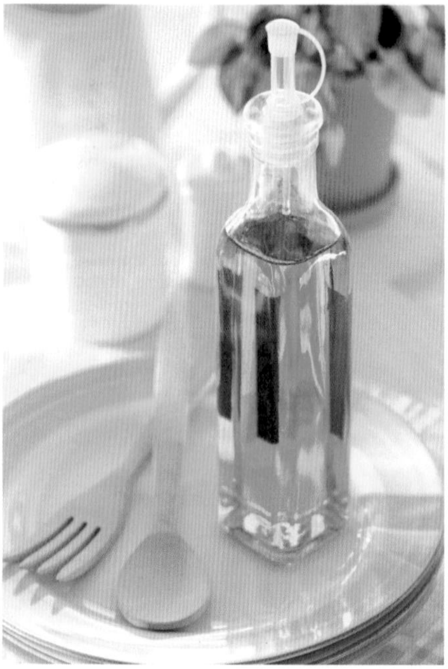

但究竟哪一種橄欖油才適合食用？這個問題是沒有標準答案的，因為對一般人來說，與其去想該選哪一種橄欖油來食用，還不如將心思放在該控制好食用油的量來得重要些。一般來說，每天兩匙至三匙食用油是一個比較標準的量，在這個前提下再去選擇食用何種食用油才是比較科學的。

什麼樣的人適合食用橄欖油？

脂肪酸是食用油的主要成分，分為飽和脂肪酸、單元不飽和脂肪酸和多元不飽和脂肪酸。橄欖油中單元不飽和脂肪酸的比例占到了百分之八十，而攝入適量的單元不飽和脂肪酸可以降低血脂，對預防心血管疾病有一定功效，肥胖人士也可選擇食用橄欖油。

橄欖油可以長期食用嗎？

其實每種食用油都有自己的長處，對於普通健康人來說，長期食用橄欖油並不一定就好。因為，我們攝入的脂肪（包括食用油）中三種脂肪酸的比例要相對均衡，而橄欖油中單元不飽和脂肪酸含量遠遠高於另外兩種脂肪酸，長期食用會造成脂肪酸比例不均衡，因此，最好能夠各種食用油經常輪換著食用，以達到脂肪酸的平衡。

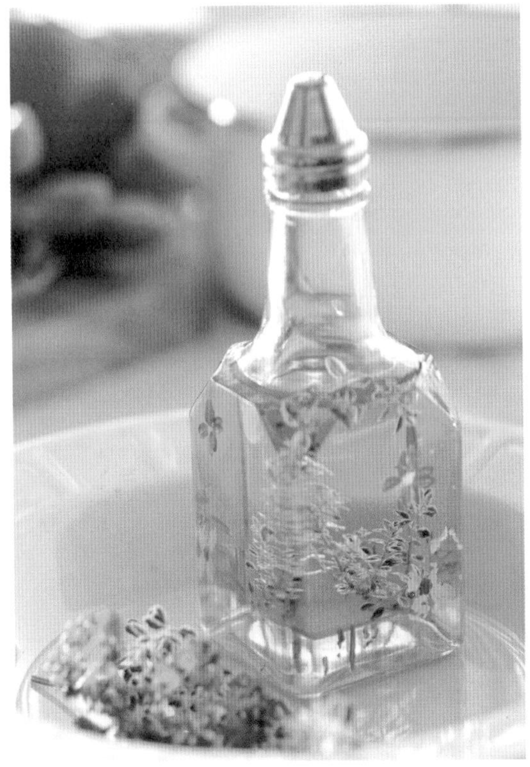

橄欖油的食用方法有幾種？

根據目前中國人的飲食習慣來做區分，橄欖油的食用方法有以下幾種：

1.以橄欖油煎炸或燒烤

橄欖油因為其抗氧性能和很高的單元不飽和脂肪酸含量，使其在高溫時化學結構仍能保持穩定。由於其煙點在攝氏二百四十至二百七十度之間，遠高於其他常用食用油的煙點值，不會產生致癌物質，是最適合煎炸的油類。而且在使用橄欖油烹調時，食物會散發出誘人的香味，令人垂涎，尤其適合做燒烤。

2.以橄欖油做醬料或醃製

橄欖油是做冷醬料和熱醬料最好的油脂成分，它不僅可以保護新鮮醬料的色澤，還能調出食物的味道，而且在烹食前先以橄欖油醃過，可增添食物的細緻感，還可烘托其他香料，豐富口感。

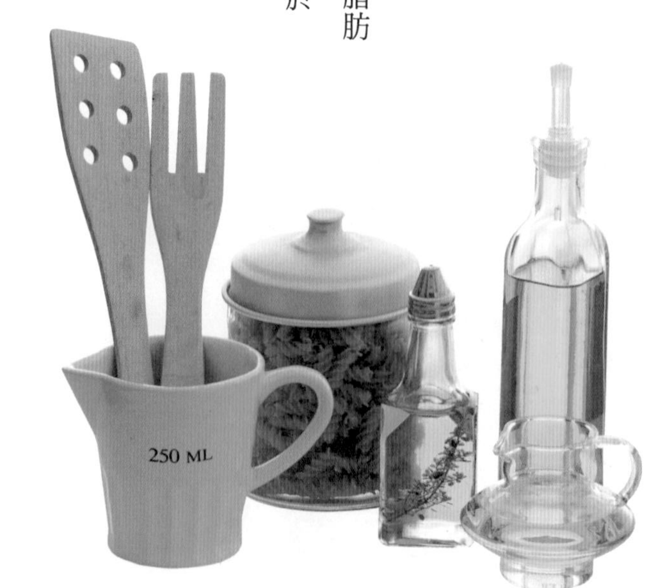

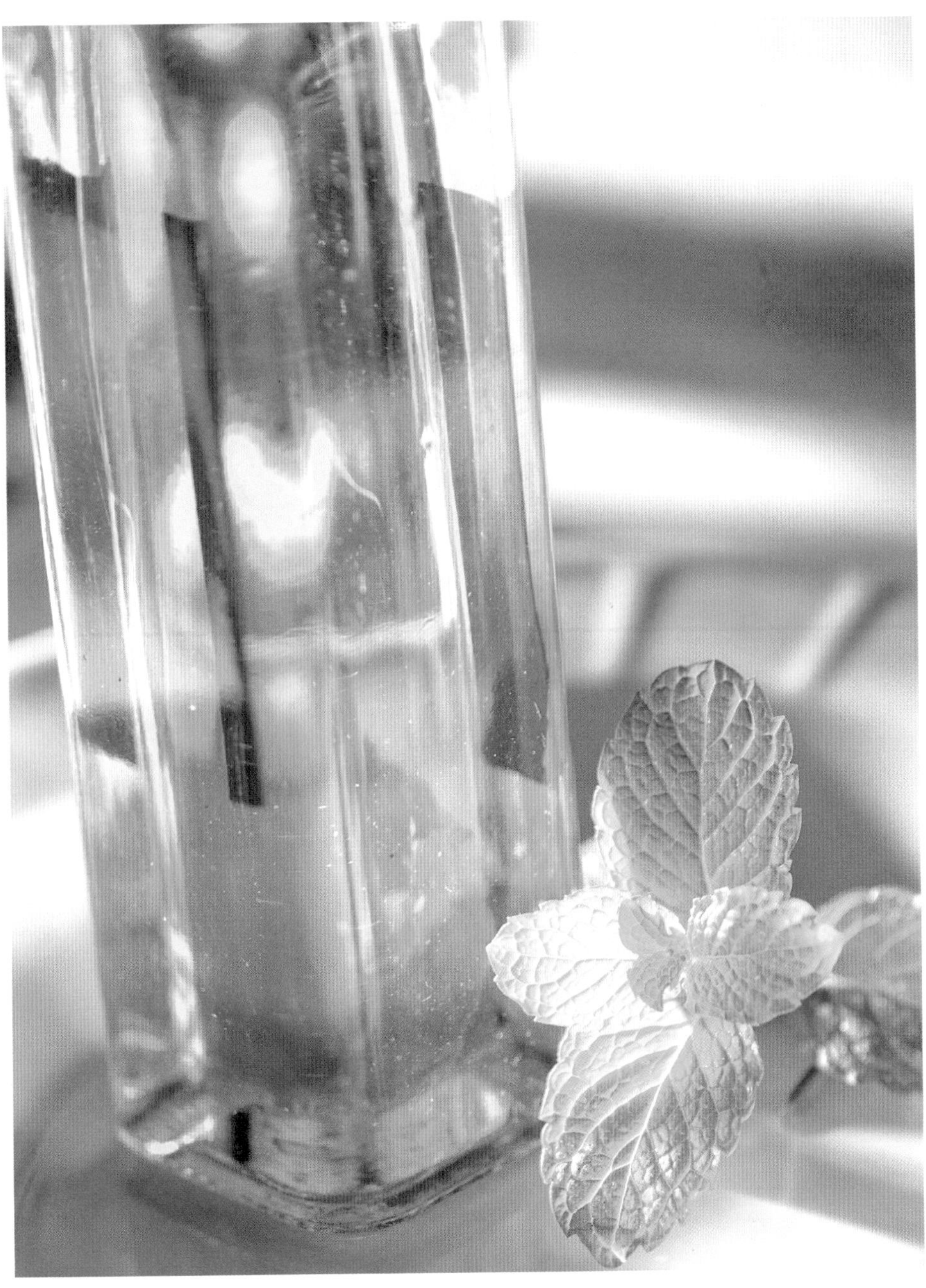

3.直接使用橄欖油

特級冷壓橄欖油直接使用時，會使菜餚的口感更豐富、滋味更美妙，此外，特級冷壓橄欖油還能平衡較高酸度的食物，如檸檬汁、酒醋、葡萄酒、番茄等，以及調和食物的各種調味料，使食物更香，更滑，味道更醇厚。

4.以橄欖油烘焙

將橄欖油塗抹在麵包或者甜點上烘焙，香味遠非奶油能比。

5.以橄欖油煮飯

煮飯時倒入一小匙的橄欖油，可使米飯更香，且粒粒飽滿。

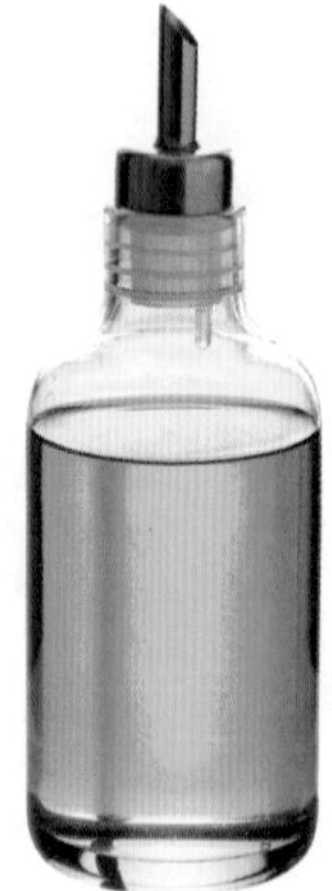

橄欖油美食DIY

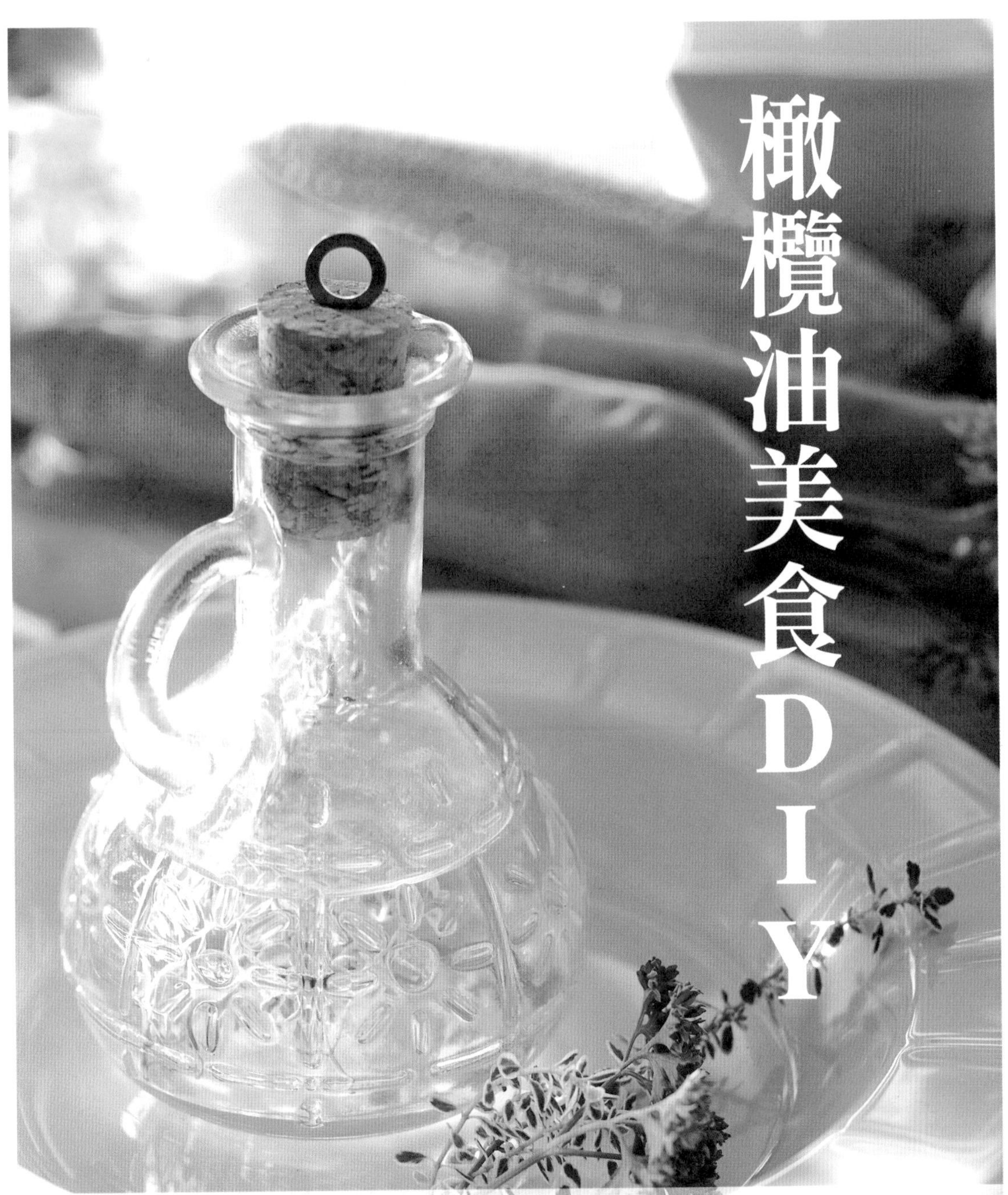

Olive Oil

橄欖油在食物上的應用很廣，能涼拌、能焗烤、能煎炸……

只要運用得當，

不但可以吃出美味，同時也能吃進健康。

Olive Oil

開胃菜

水果乳酪沙拉

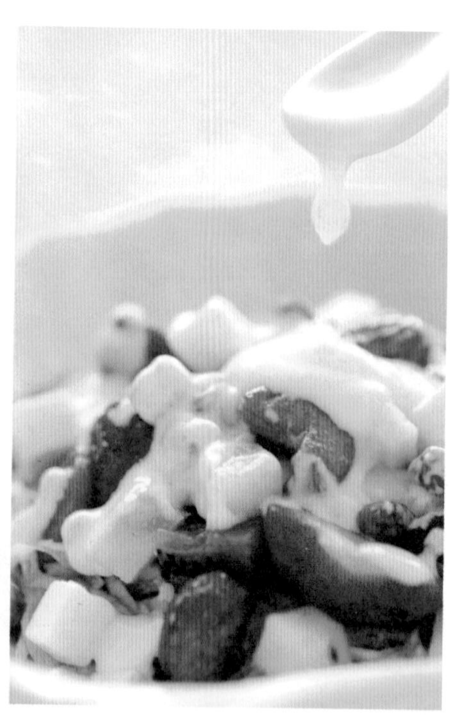

材料

草莓4顆、奇異果1顆
乳酪100公克
綜合果仁50公克、美生菜6片

調味料

橄欖油2大匙、蘋果醋2大匙
優格1杯、鹽1小匙

作法

1 草莓去蒂，奇異果去皮，所有水果與乳酪均切丁。

2 調味料混合成沙拉醬；生菜洗淨，以冰水漂涼後切絲。

3 生菜加【作法1】充分拌勻後，淋上沙拉醬，再倒入綜合果仁即可。

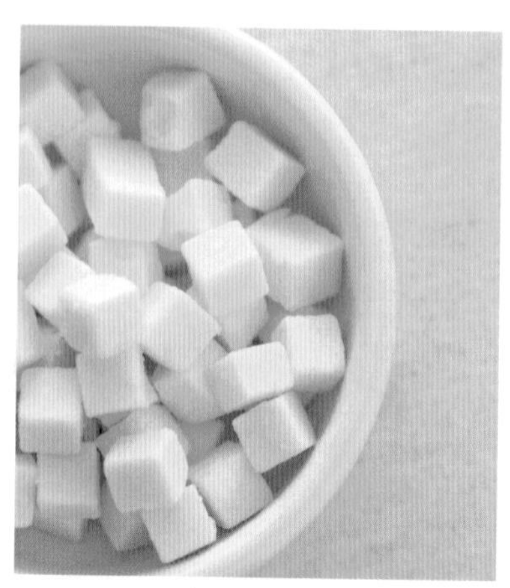

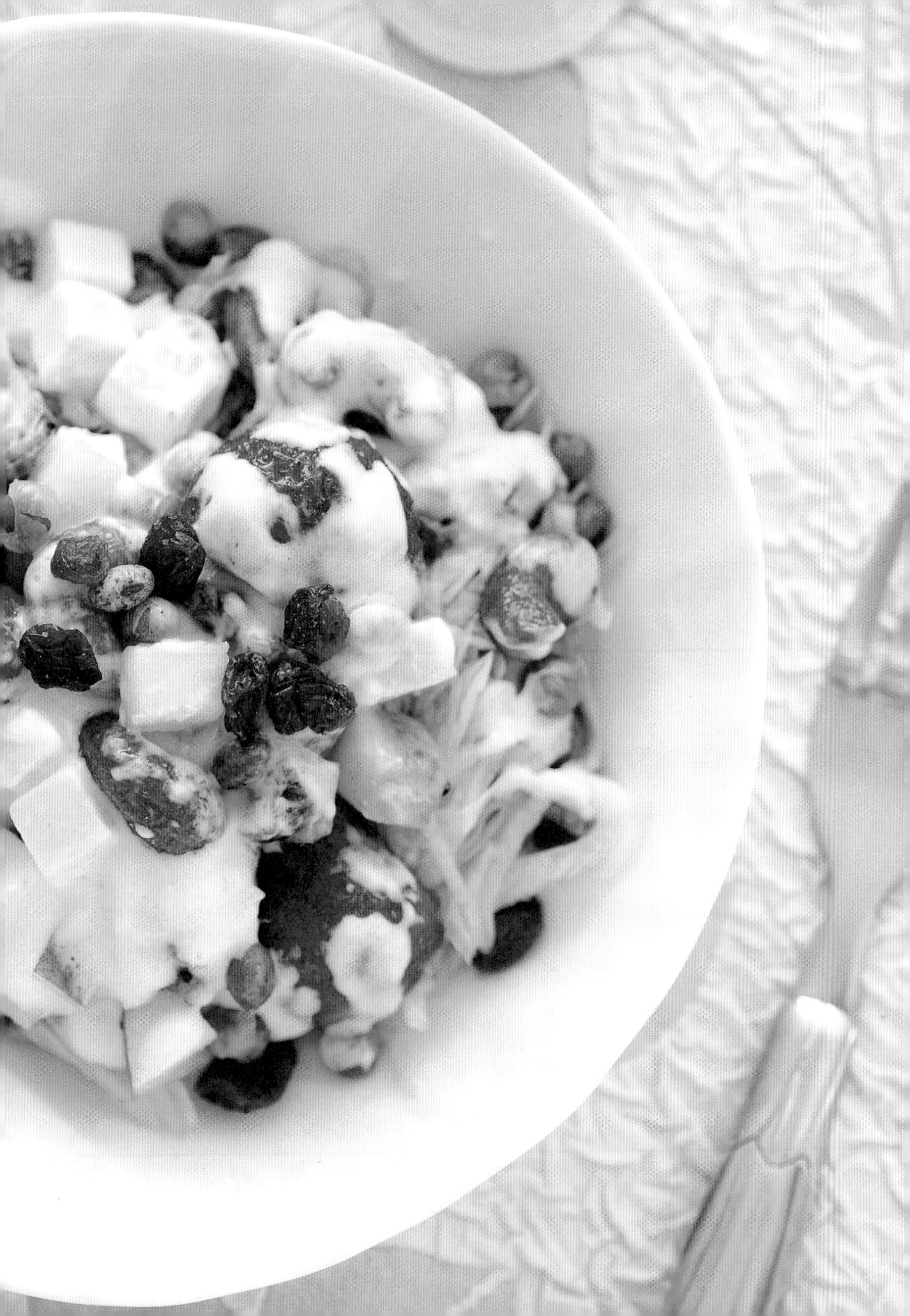

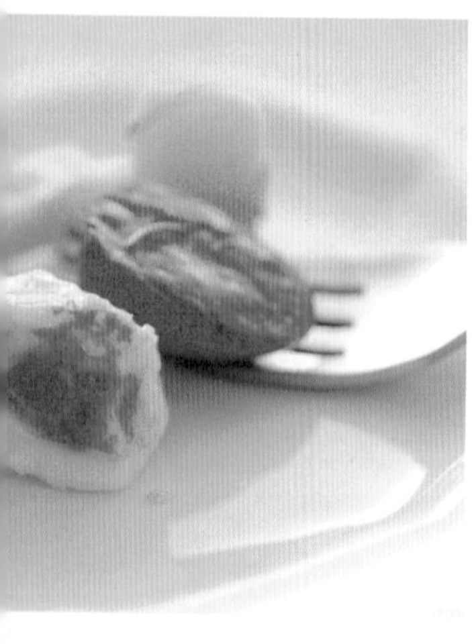

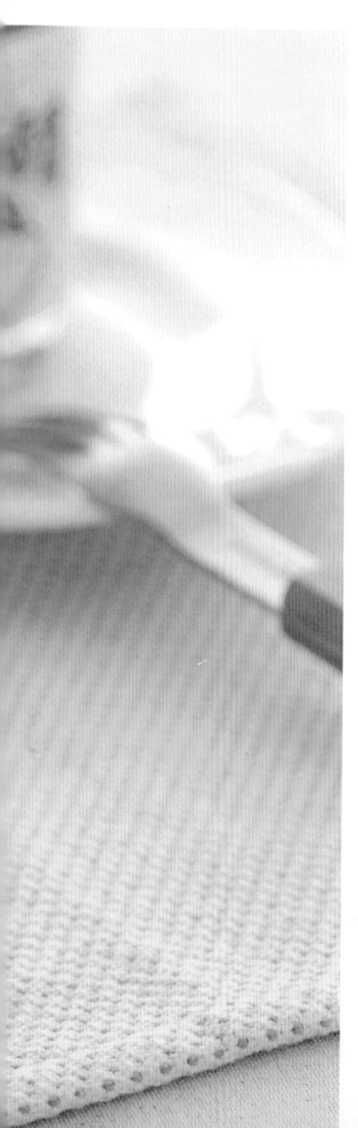

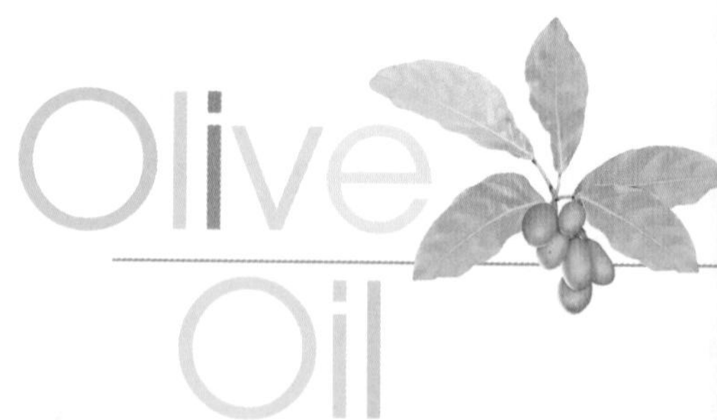

油漬鮮蝦玉米筍

材料

素蝦仁5尾
玉米筍200公克、芒果1顆
荔枝200公克
聖女番茄200公克

調味料

鹽2小匙、橄欖油1杯
迷迭香2小匙、蘋果醋2小匙

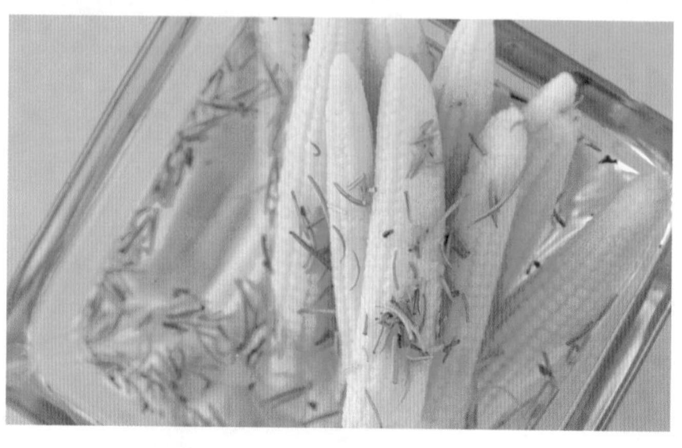

作法

1 蝦仁、玉米筍洗淨，蝦仁放入滾水中燙熟，撈起；芒果洗淨、去皮後切塊；荔枝去皮去核，切半；聖女番茄洗淨後去蒂、切半。

2 迷迭香一葉葉取下，以冷開水洗淨、瀝乾，以紙巾吸乾水分，加入鹽、橄欖油。

3 玉米筍放入滾水汆燙後，瀝乾水分，取出待涼後，放入【作法2】中，浸漬一天，取出。

4 玉米筍及各種水果混合在一起，加入蝦仁，淋入蘋果醋，放入冰箱冷藏半小時即可食用。

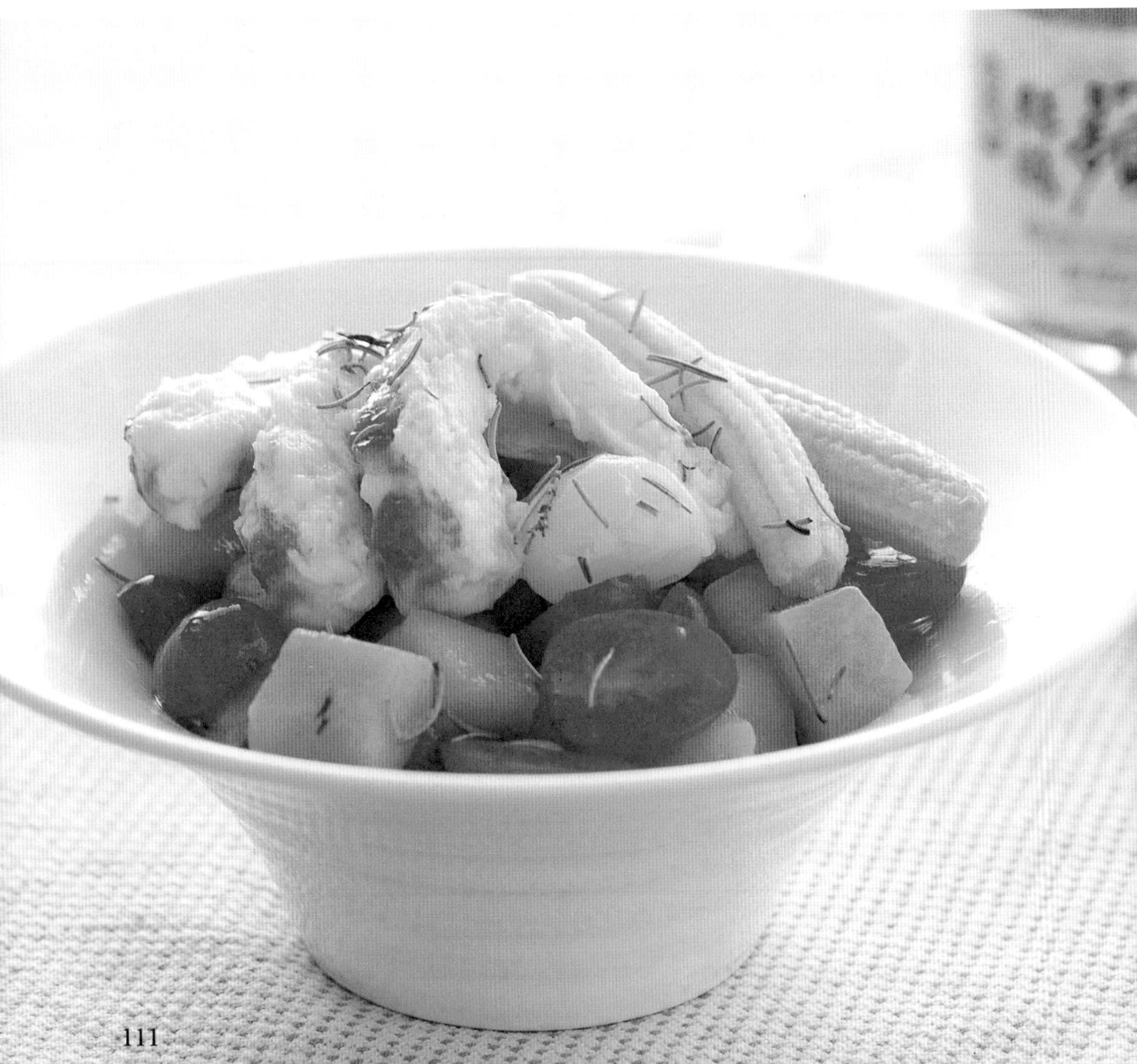

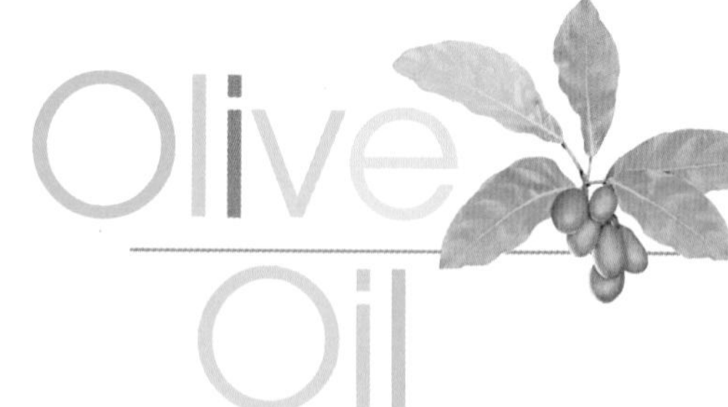

開胃菜

蒟蒻鮮蔬拼盤

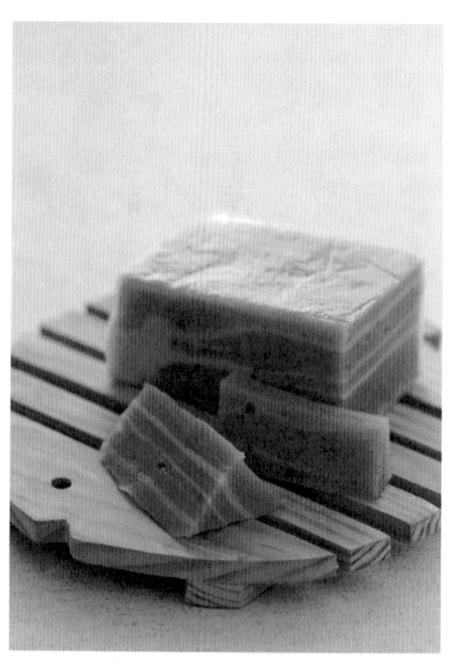

材料

鮭魚蒟蒻200公克
青花菜200公克
秀珍菇150公克、白果30公克

調味料

橄欖油3大匙、鹽1小匙
綠芥末醬1大匙

作法

1 青花菜洗淨，切小朵；蒟蒻洗淨，切片；秀珍菇洗淨後去蒂，和青花菜、白果分別放入加鹽滾水中燙熟後，放涼備用。
2 蒟蒻放入加醋滾水中汆燙，取出沖水。
3 將所有材料排盤，淋上橄欖油，沾上芥末醬食用即可。

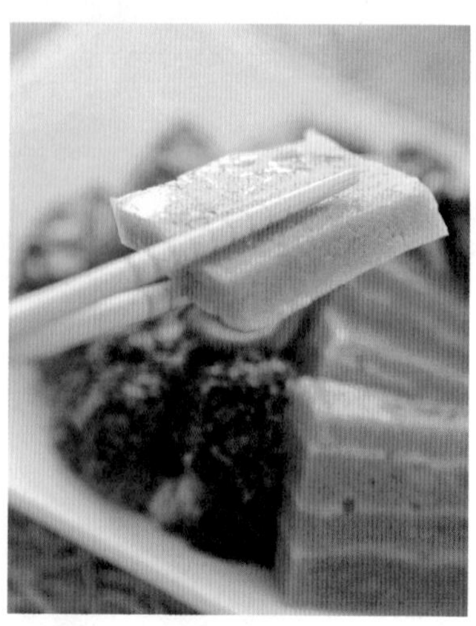

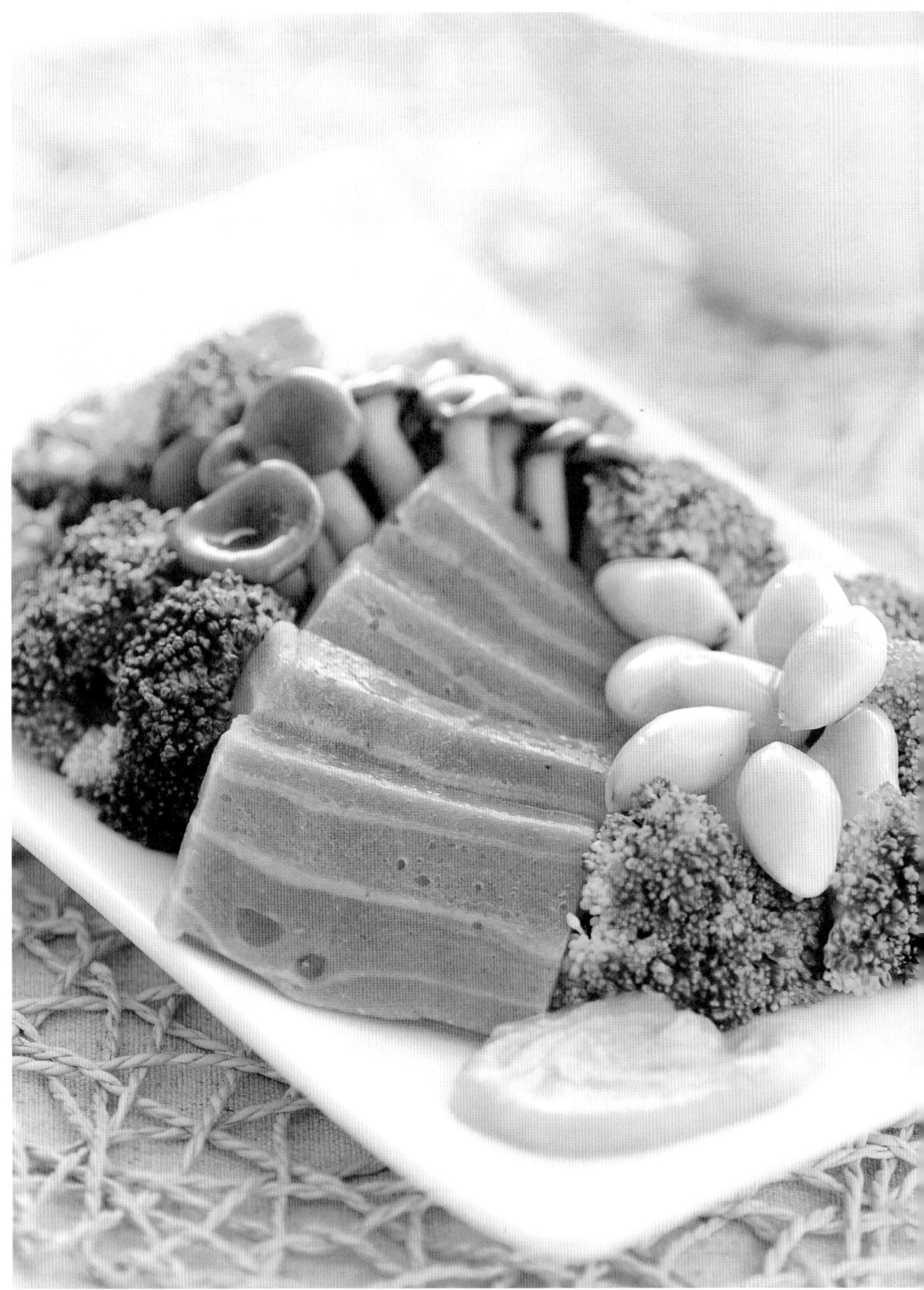

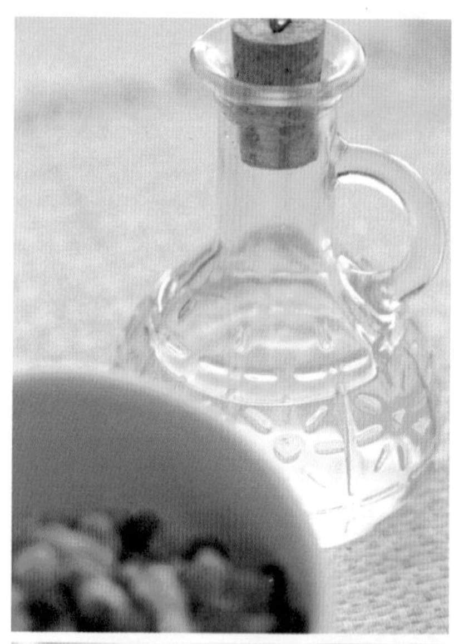

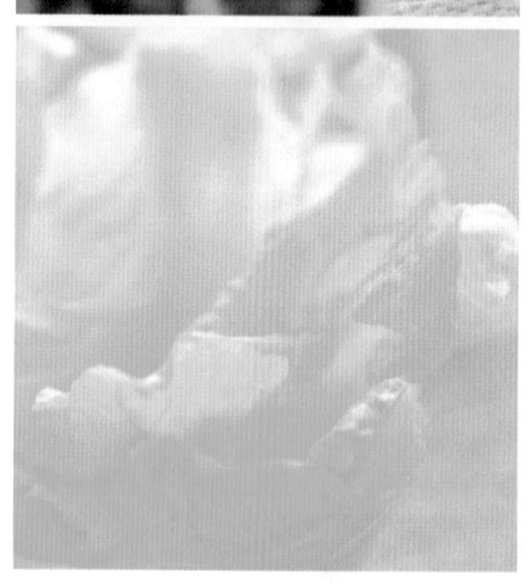

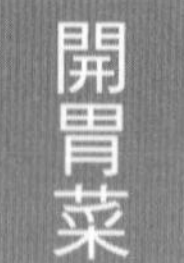

開胃菜

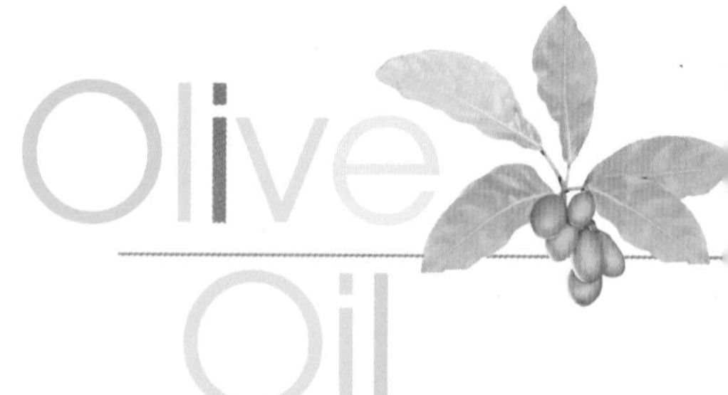

腰果蔬菜鬆

材料

美生菜2片、腰果200公克
玉米粒100公克
鮮豌豆100公克
胡蘿蔔100公克

調味料

橄欖油2大匙、黑胡椒1小匙
鹽1小匙

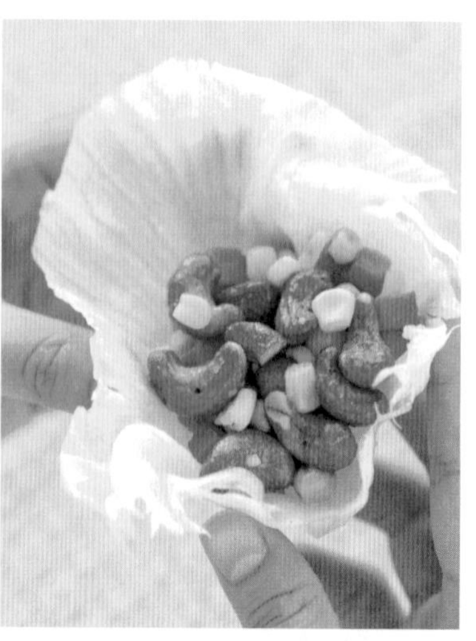

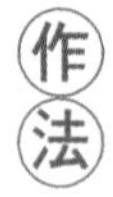
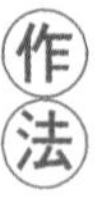

作法

1 胡蘿蔔洗淨、去皮後，切丁；豌豆、美生菜洗淨。

2 鍋中加油，放入玉米粒、豌豆和胡蘿蔔，以中火炒熟後，加入其餘調味料拌勻，撒上腰果，即成內餡。

3 將洗好的美生菜放在盤上，舀入一大匙腰果蔬菜即可食用。

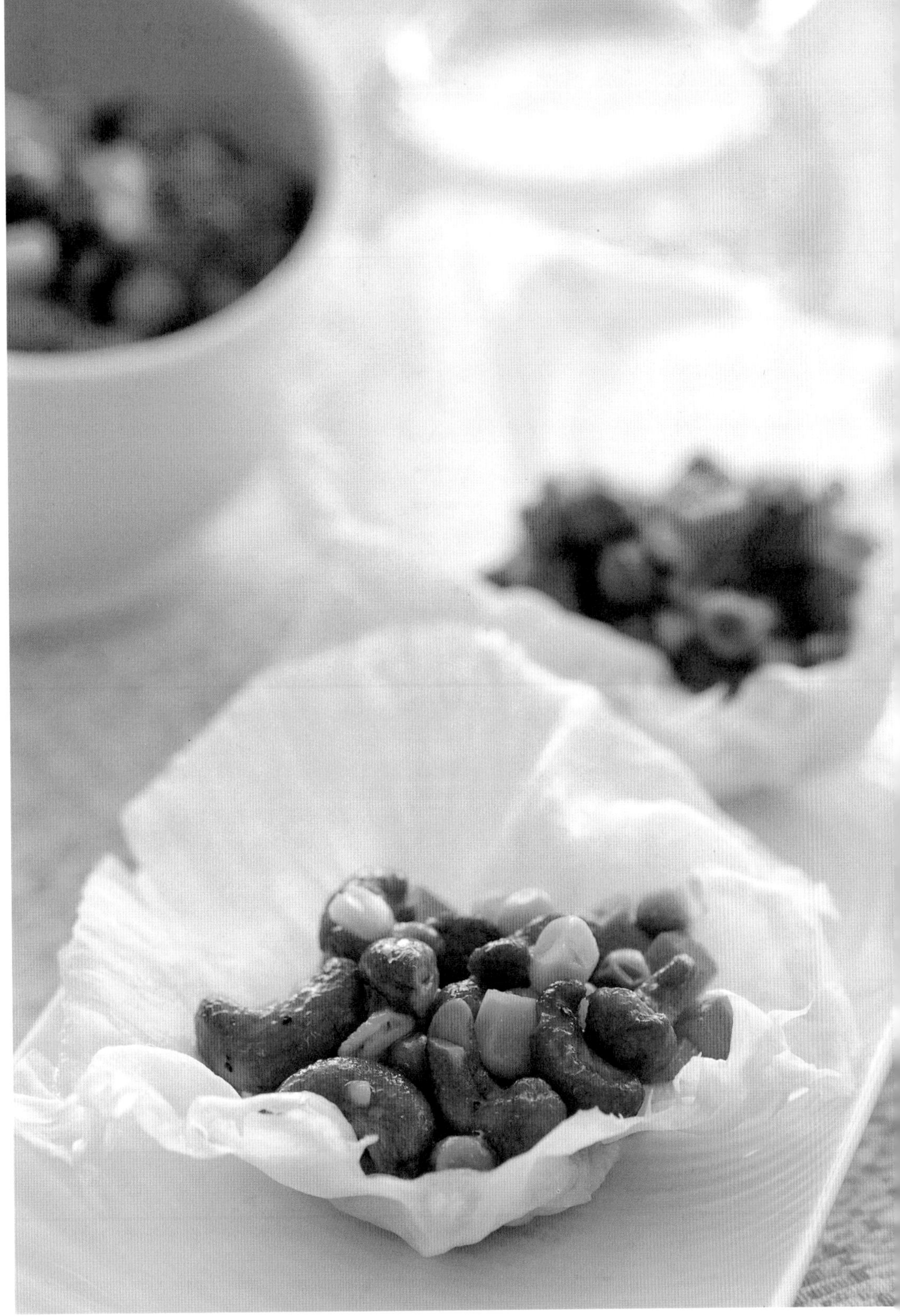

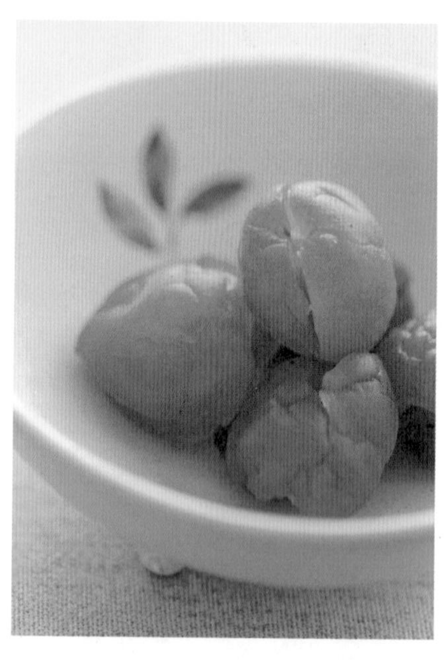

Olive Oil

主食

梅子三角飯糰

材料

白飯300公克
海苔香鬆20公克
去籽醃梅5顆、海苔1大片
醃黃瓜20公克

調味料

橄欖油1大匙

作法

1 將白飯和海苔芝麻香鬆、橄欖油拌勻，取適量米飯放上兩粒去籽醃梅。
2 再以塑膠袋包起來，塑形成三角狀，即成三角飯糰。
3 剪一小片海苔，將三角飯糰包起。
4 將醃黃瓜切片，泡水十五分鐘，再用冷開水洗過，擠乾水分，搭配三角飯糰食用即可。

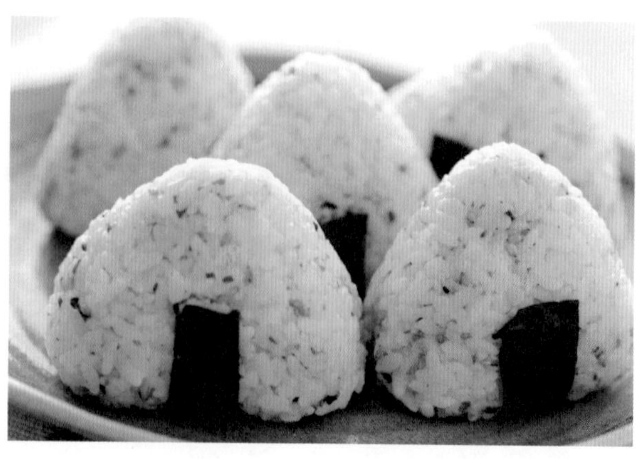

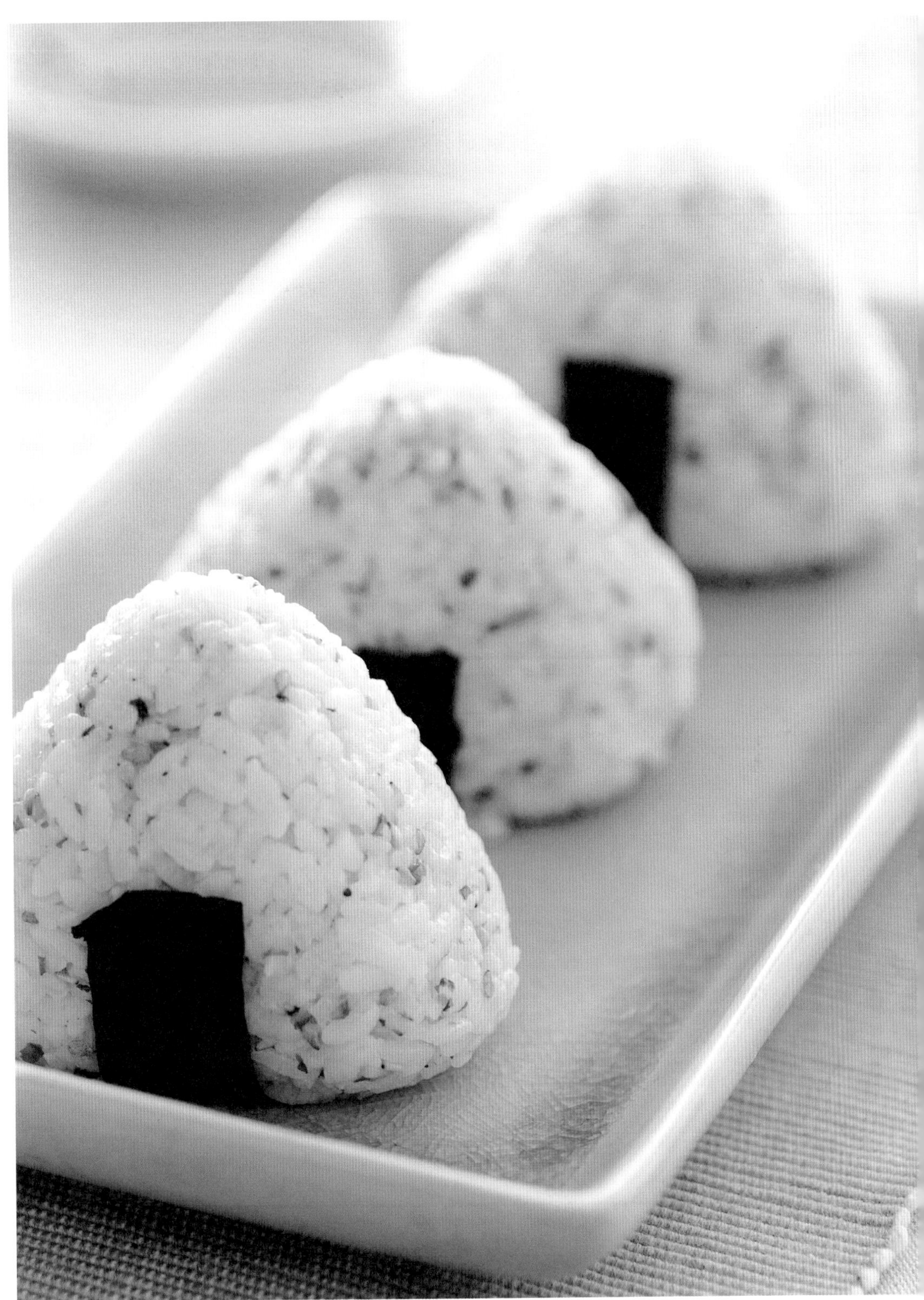

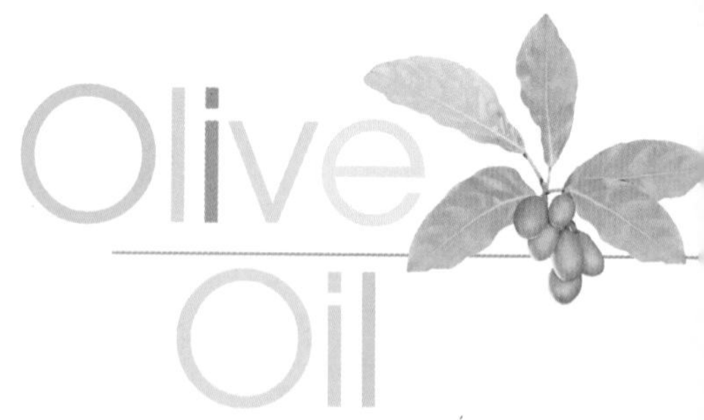

主食

墨西哥蔬菜卷餅

材料

墨西哥餅皮2片
馬鈴薯2小顆
綠蘆筍150公克
牛番茄1顆、苜蓿芽1盒
巴西利末100公克

調味料

橄欖油1大匙、鹽1小匙
黑胡椒粒1小匙
番茄醬適量

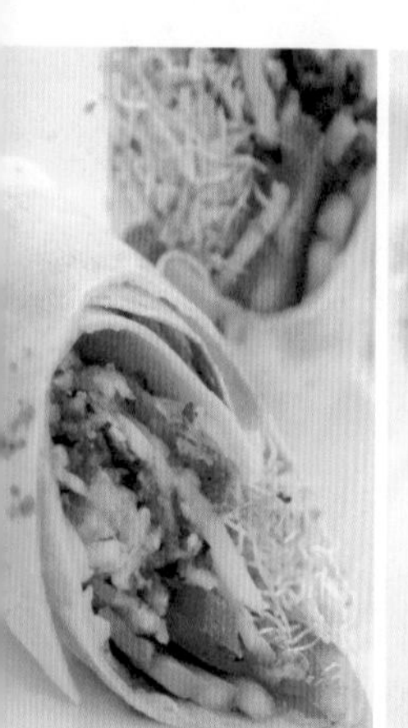

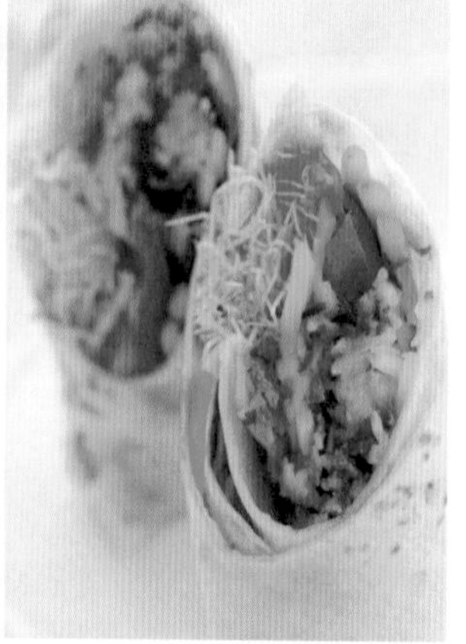

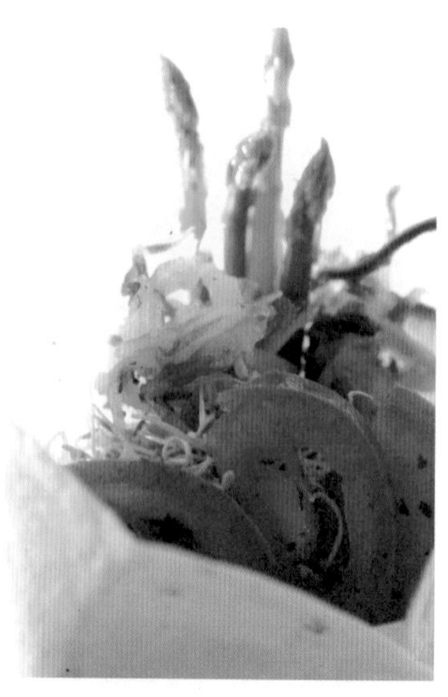

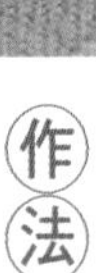

1. 馬鈴薯洗淨，以刨絲器搓成細絲，擠去水分，再放入鹽、黑胡椒粒，拌勻。
2. 【作法1】放入橄欖油鍋中，以中小火煎至兩面呈金黃色；綠蘆筍洗淨，放入滾水鍋中汆燙；番茄洗淨去蒂，切片。
3. 平底鍋中抹上一層橄欖油，放入餅皮兩面煎熟，再放上馬鈴薯絲、洗淨苜蓿芽、紅番茄片、綠蘆筍包捲起。
4. 食用時，撒上巴西利末，沾上少許番茄醬即可。

Olive Oil

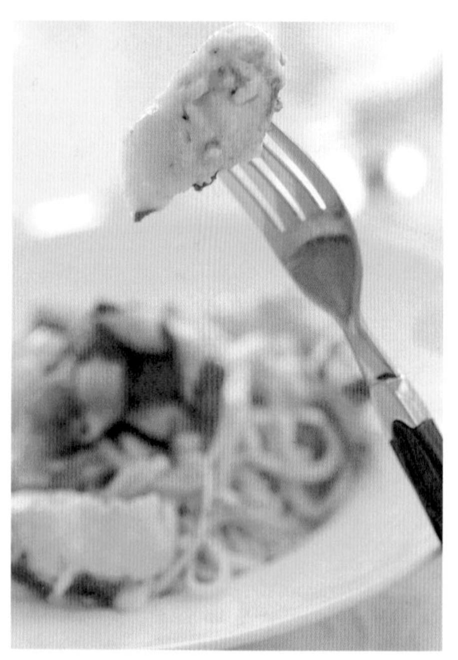

主食

番茄檸檬炒麵

材料

拉麵300公克、番茄2顆
素蝦仁200公克
鮮香菇100公克、芹菜100公克

調味料

A橄欖油1大匙、黑胡椒少許
鹽1小匙
B檸檬汁1大匙

作法

1 番茄洗淨、去蒂，以果菜機將一顆番茄攪汁，另一顆切丁；麵與素蝦仁分別放入滾水中汆燙，備用。

2 香菇洗淨、切片；芹菜洗淨、切丁；蝦仁切塊。

3 鍋內加入油，加入香菇片、素蝦仁翻炒數下撈起，倒入番茄汁與番茄丁。

4 加入麵拌炒，再加黑胡椒、鹽調味。

5 撒入芹菜，淋上檸檬汁稍加拌勻即可食用。

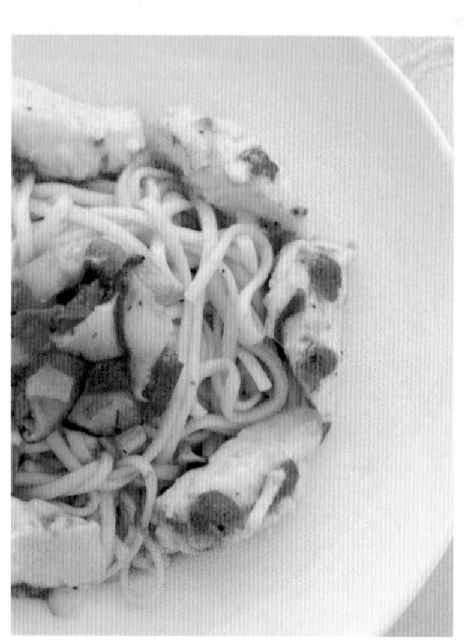

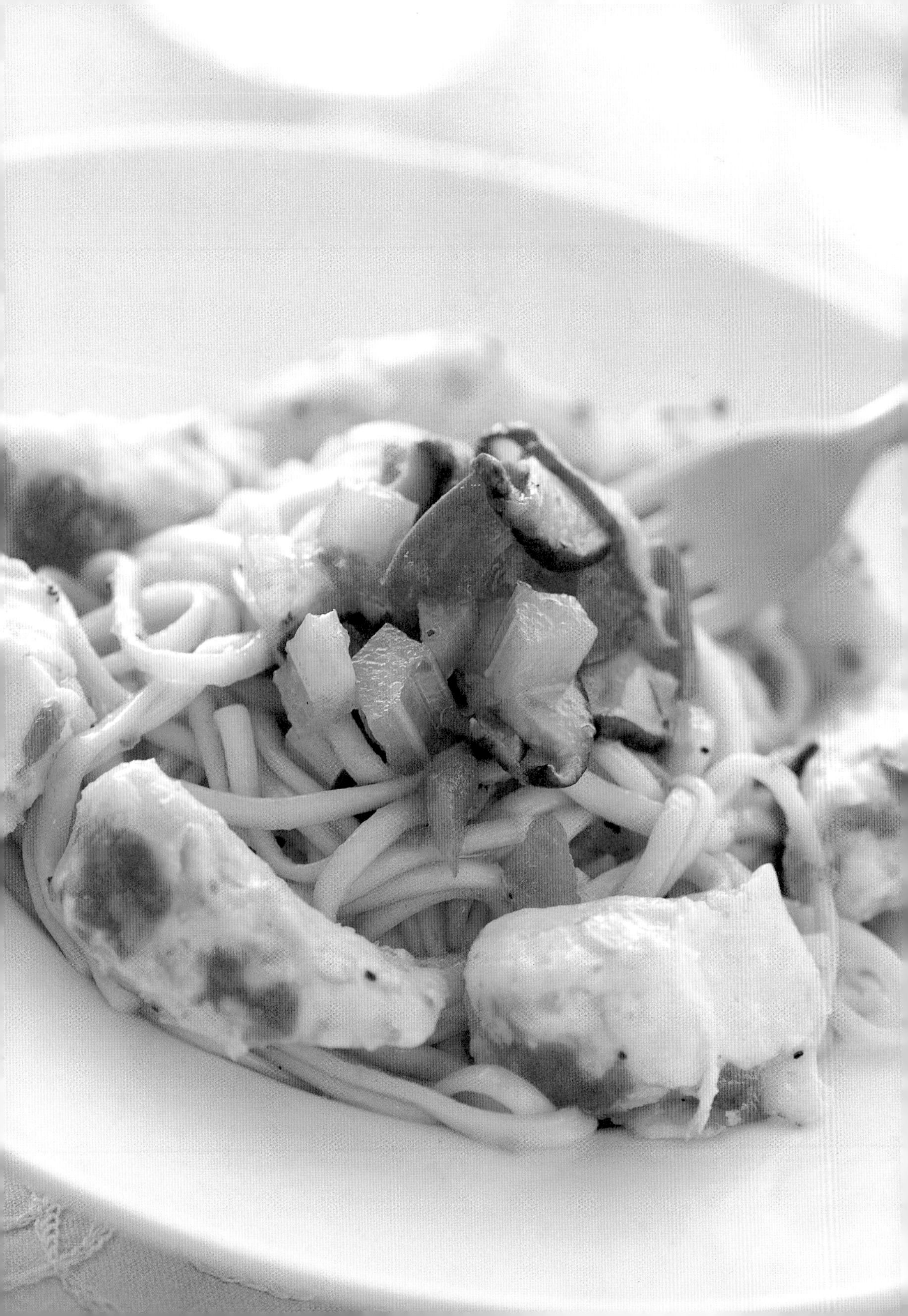

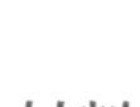

Olive Oil

奶油鮮菇義大利麵

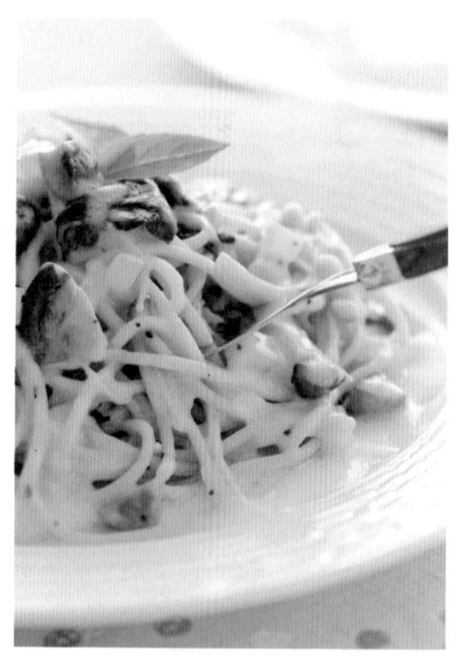

材料

義大利麵180公克
鮮香菇50公克
蘑菇50公克、芹菜20公克
九層塔20公克

調味料

橄欖油1大匙、麵粉1大匙
素高湯100cc、鮮奶油1大匙
鹽1小匙
細砂糖1/2小匙
黑胡椒粉1/4小匙

作法

1 煮一鍋滾水，放入義大利麵煮至七分熟，撈起瀝乾，備用。

2 將芹菜洗淨，切丁；九層塔洗淨；鮮香菇及蘑菇洗淨，香菇切塊、蘑菇切片。

3 橄欖油入鍋後，加入芹菜丁、九層塔，以中火爆香，加入素高湯、麵粉及鮮奶油，以大火煮開，再加入香菇、蘑菇及義大利麵拌炒後，加入鹽、細砂糖及胡椒粉調味即可。

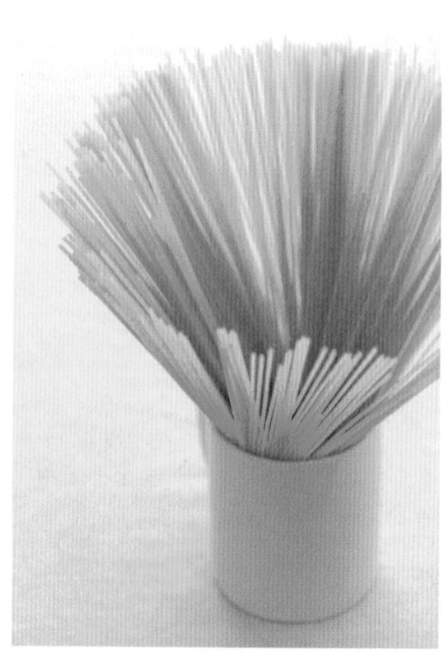

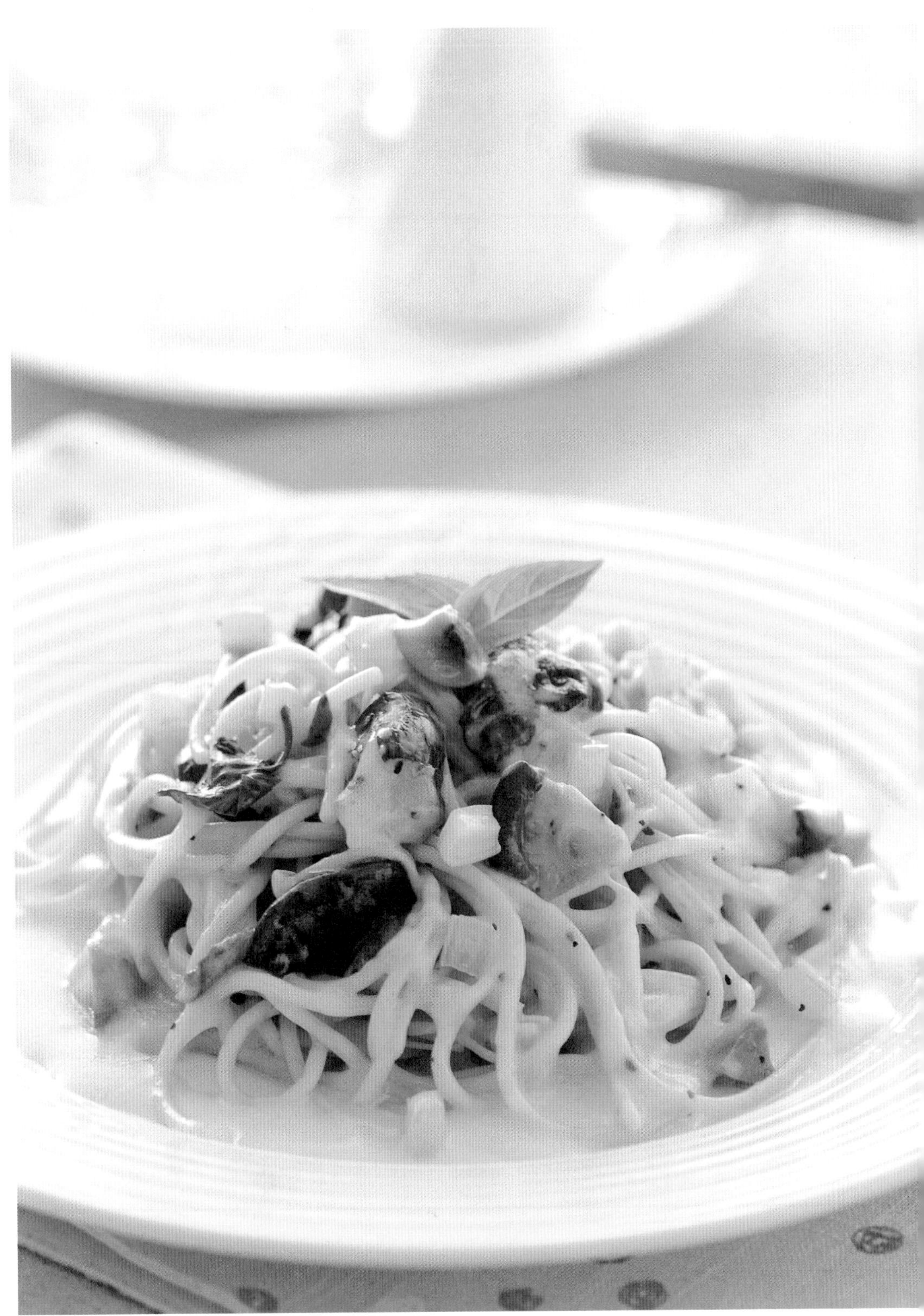

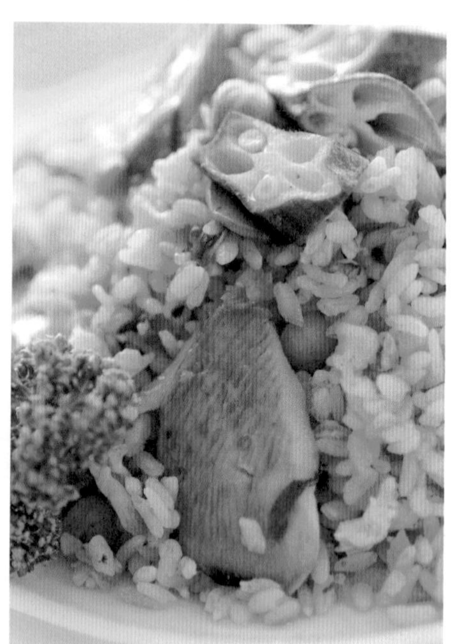

主食

Olive Oil

秋葵鷹嘴豆飯

材料

鷹嘴豆半罐、雞蛋2顆
白米1杯、秋葵3條

調味料

橄欖油1大匙、番茄醬1大匙
鹽適量、黑胡椒粉適量

作法

1 白米放入電鍋中煮成白米飯；秋葵洗淨、去蒂頭後，切片，備用。

2 鍋中加油燒熱，快速加入蛋液及熟飯，快拌炒成黃金飯。

3 加入鷹嘴豆炒約兩分鐘，加入秋葵拌炒，再加入其餘調味料調味即可。

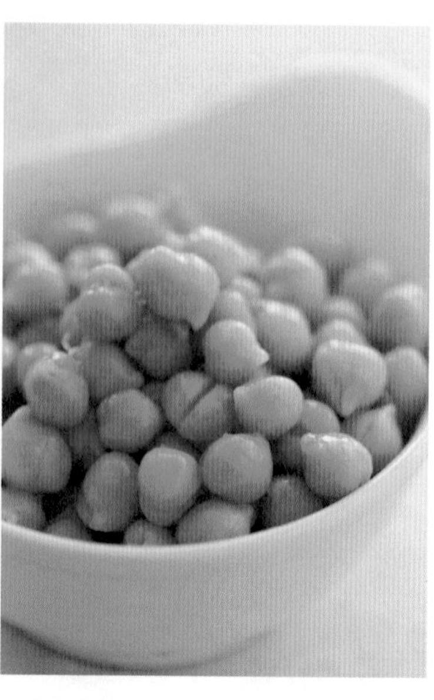

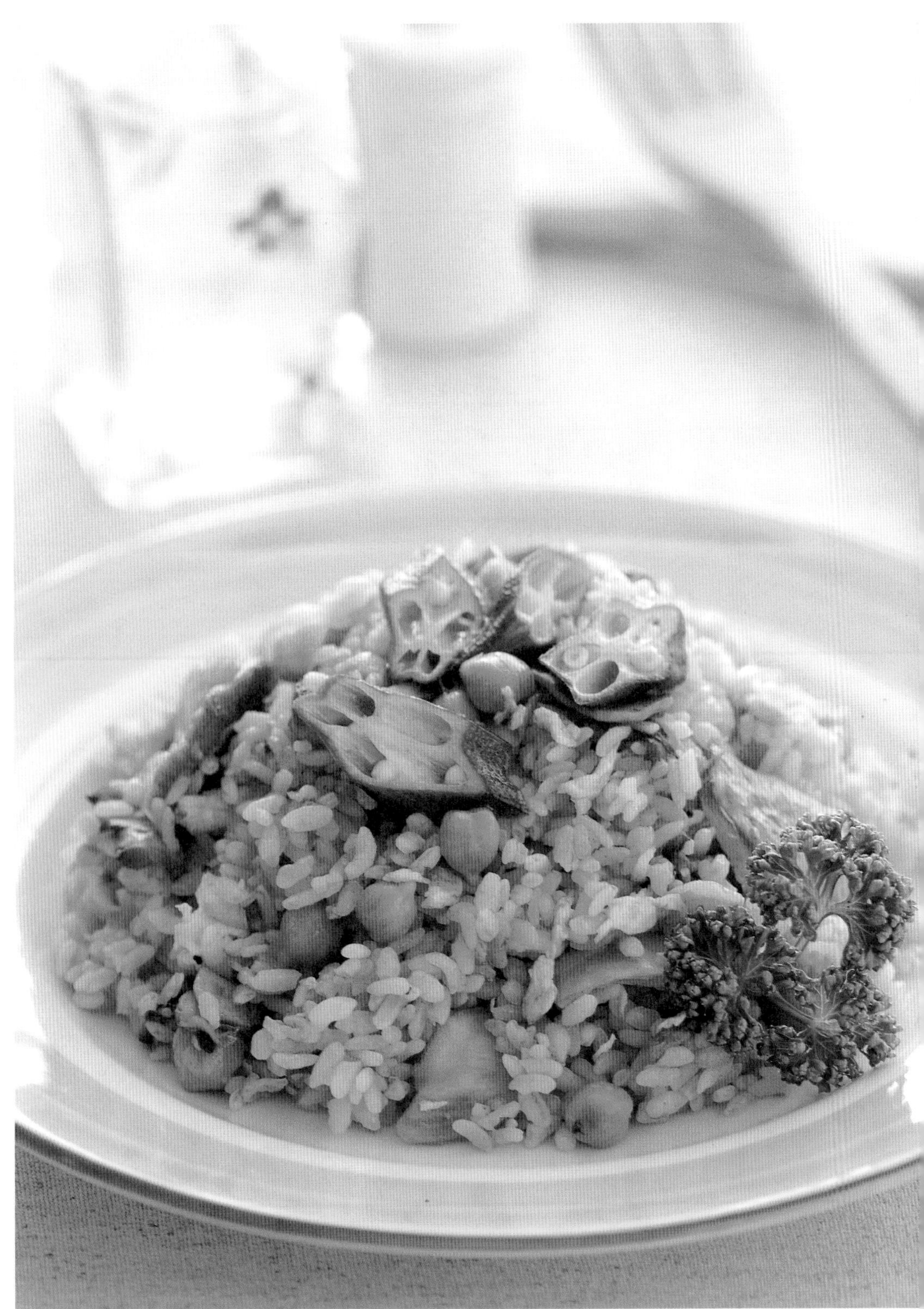

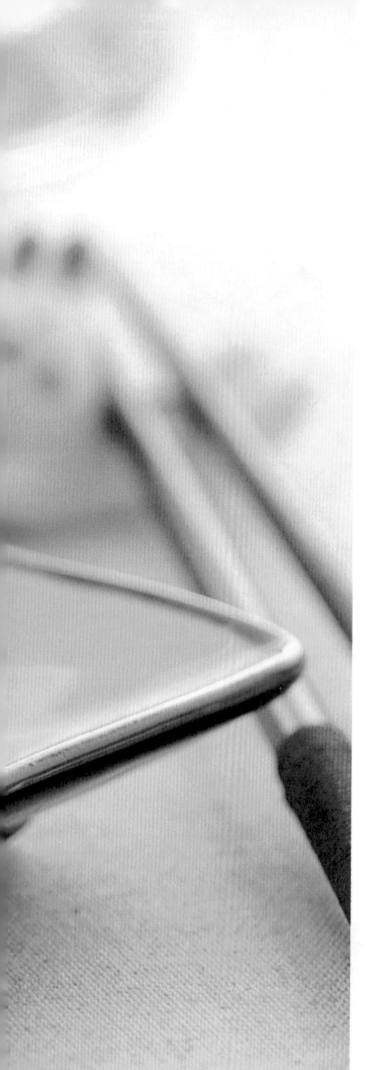

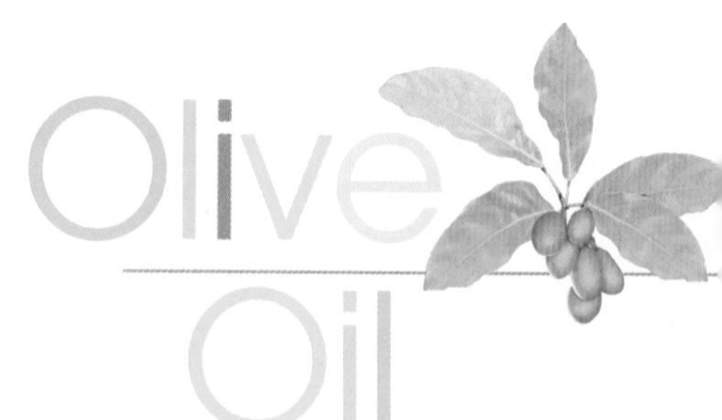

主菜

涼拌三鮮

材料

西洋芹150公克
胡蘿蔔150公克
竹筍150公克、花椒2公克
薑5公克

調味料

細砂糖1/2小匙、鹽1小匙
白醋1/4小匙、橄欖油2大匙

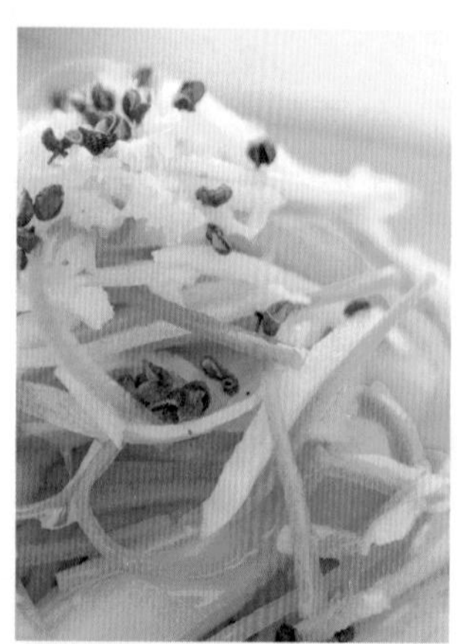

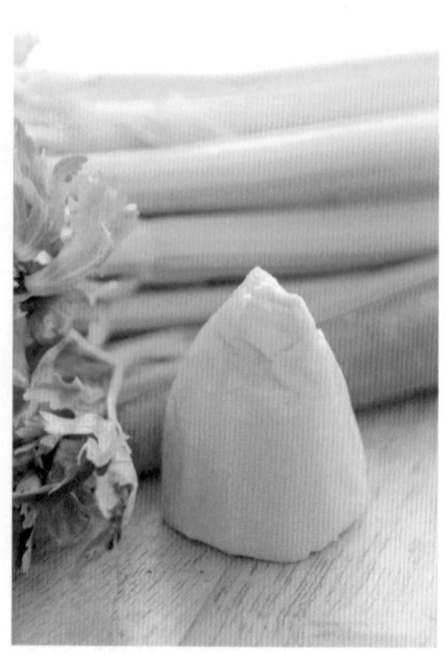

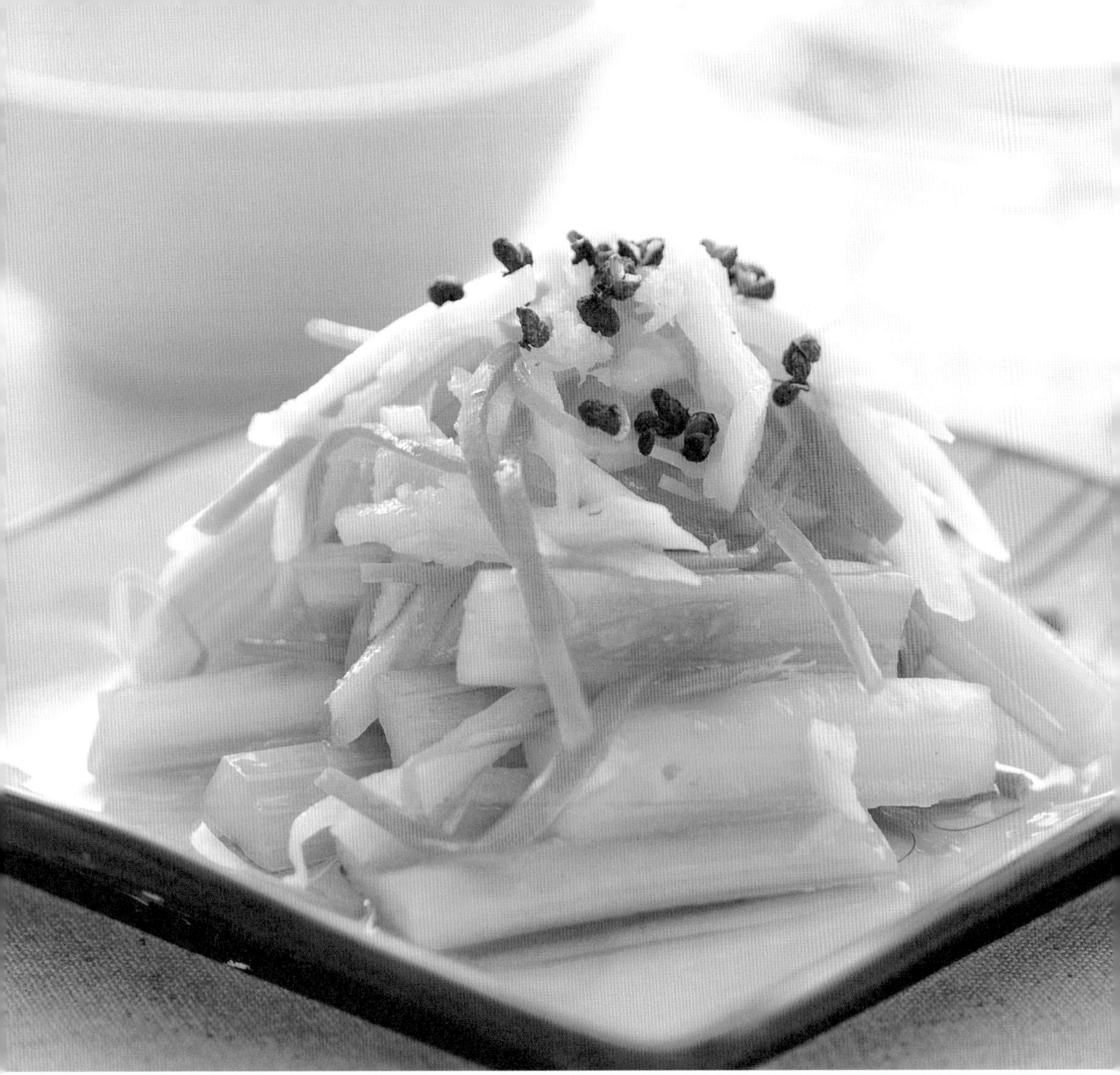

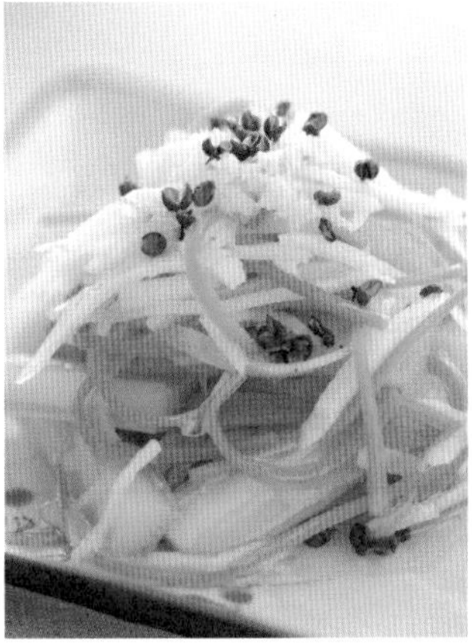

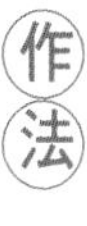

1. 西洋芹洗淨，除去粗纖維，切成三公分長段；胡蘿蔔洗淨，去皮後切成細絲；竹筍去殼，洗淨後切絲；薑去皮，洗淨後切末。
2. 煮一鍋滾水，加入西洋芹、竹筍絲、胡蘿蔔絲汆燙後，取出。
3. 盤中放入西洋芹、竹筍絲、胡蘿蔔，撒入薑末、花椒，加入其餘調味料拌勻，放入冰箱冷藏一小時即可。

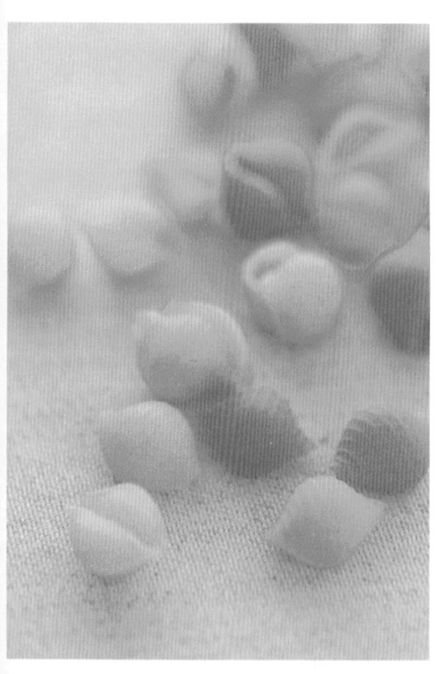

主菜

Olive Oil

焗烤蔬菜貝殼麵

材料

貝殼麵180公克、青花菜6朵
胡蘿蔔300公克、起司片2片
焗烤起司粉200公克

調味料

橄欖油1/4杯、低筋麵粉1/4杯
鮮奶2杯、鮮奶油1大匙
鹽1/2小匙、白胡椒少許

作法

1. 烤箱預熱至攝氏一百五十度；青花菜洗淨，切小朵；胡蘿蔔洗淨去皮，切丁，備用。
2. 將貝殼麵、青花菜、胡蘿蔔分別放入滾水中汆燙後取出。
3. 平底鍋起中火，置入橄欖油及麵粉，以打蛋器攪拌均勻，加入鮮乳、鮮奶油拌勻，加入鹽、白胡椒，煮至像羹湯即是白醬。
4. 取一半白醬拌入麵裡，另一半拌入起司片及起司粉，淋在麵上，放入烤箱中，烤二十分鐘即可。

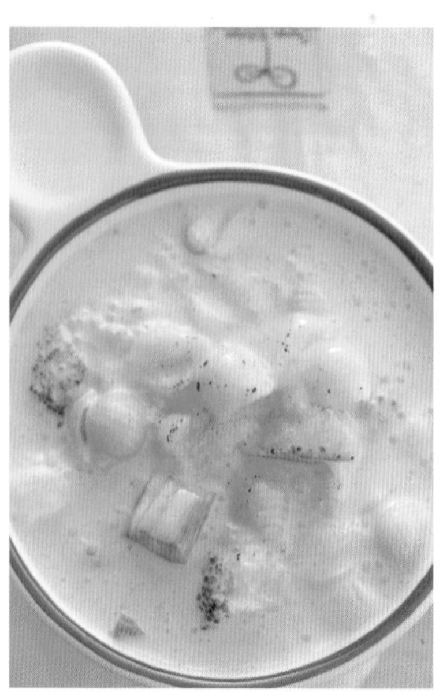

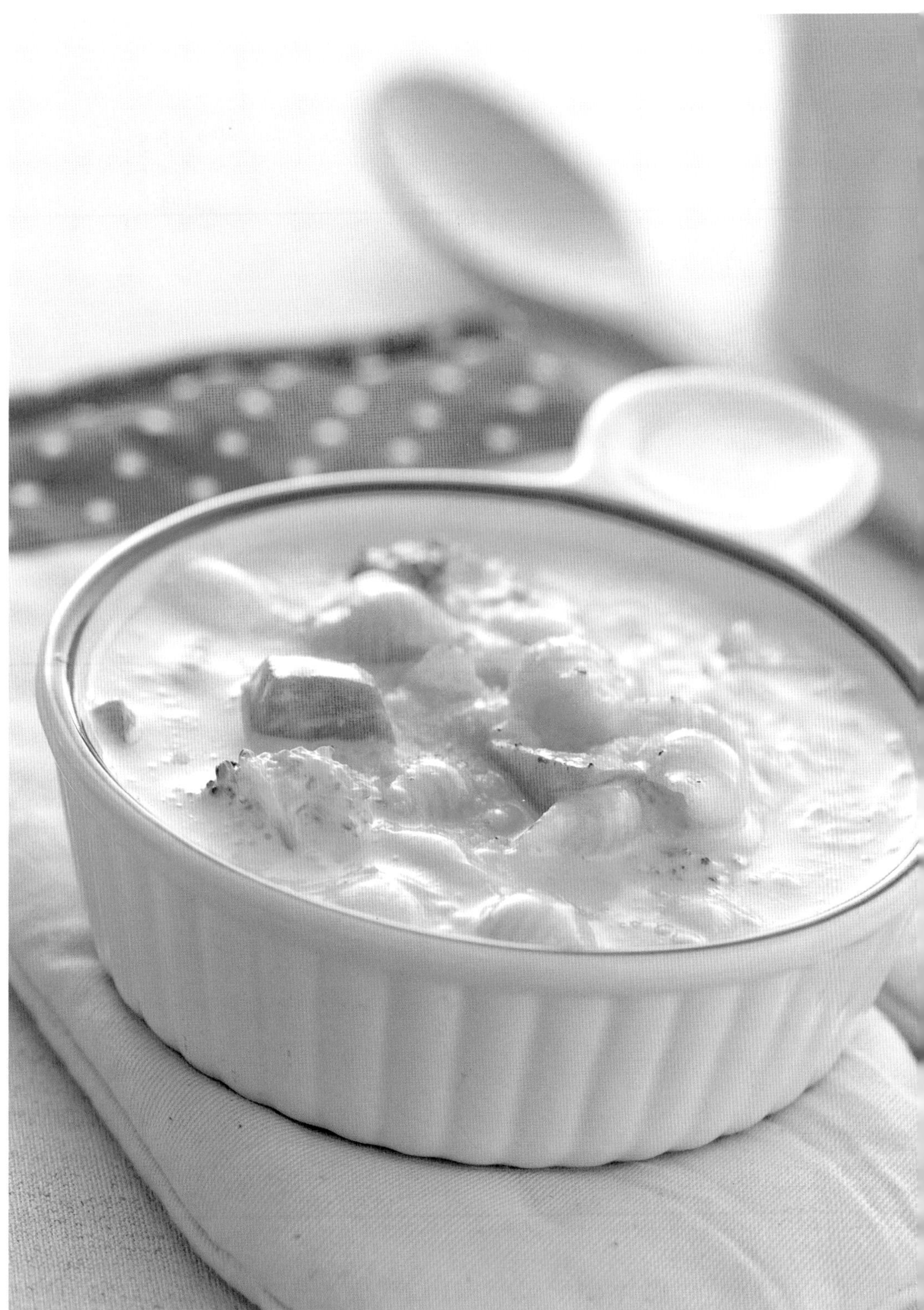

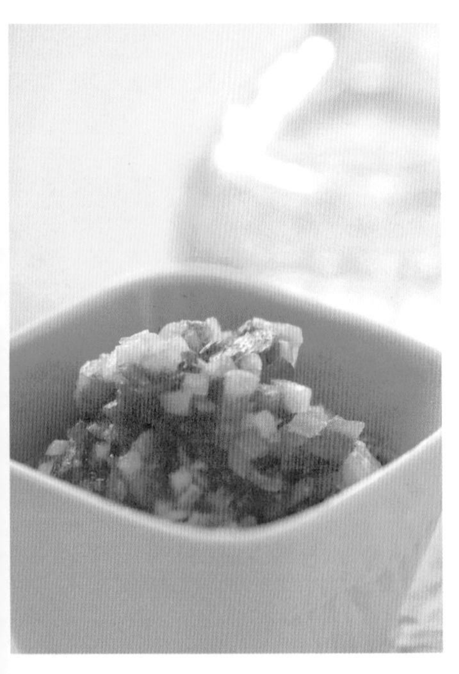

主菜

Olive Oil

健康鮮蔬脆脆棒

材料

A胡蘿蔔**150**公克
小黃瓜**150**公克
西洋芹**1**小株

B牛番茄３顆、洋蔥半顆
檸檬汁**100**cc

調味料

橄欖油**1**大匙、鹽**1**小匙
細砂糖少許、紅辣椒醬**1**小匙

作法

1. 胡蘿蔔洗淨去皮，切條；小黃瓜洗淨去蒂，切條；西洋芹洗淨，切條，備用。
2. 番茄底部劃十字，放入滾水中汆燙，去皮切小丁。
3. 洋蔥洗淨、切小丁後，將所有材料B及調味料放入拌一拌，即是莎莎醬。
4. 胡蘿蔔、西洋芹放入滾水中燙熟，將蔬菜搭配莎莎醬食用。

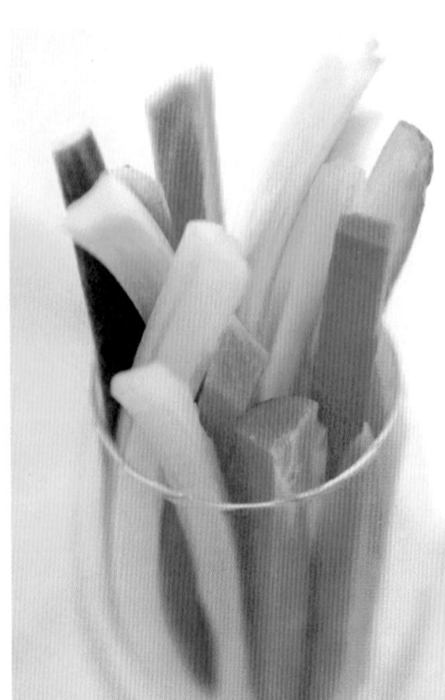

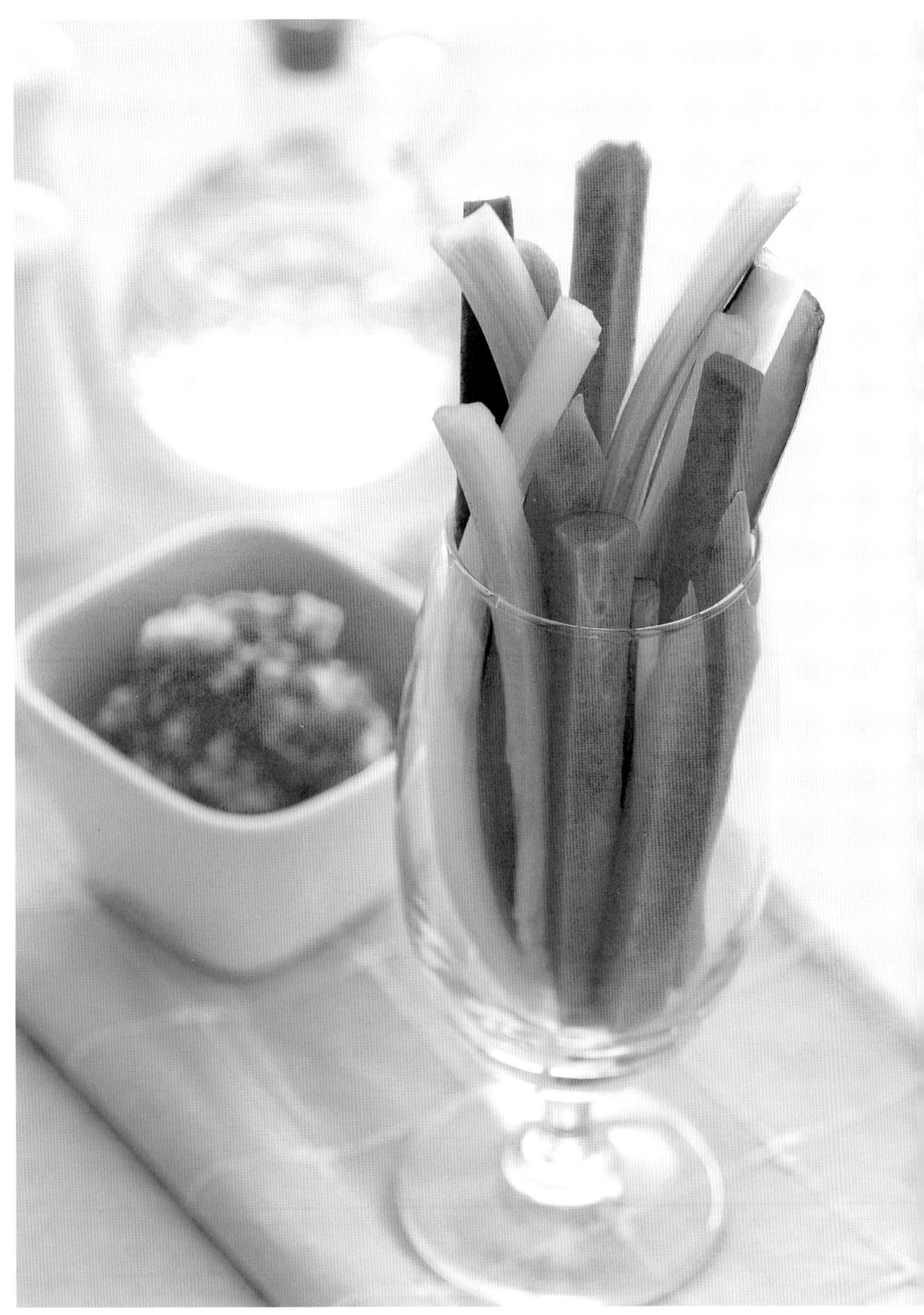

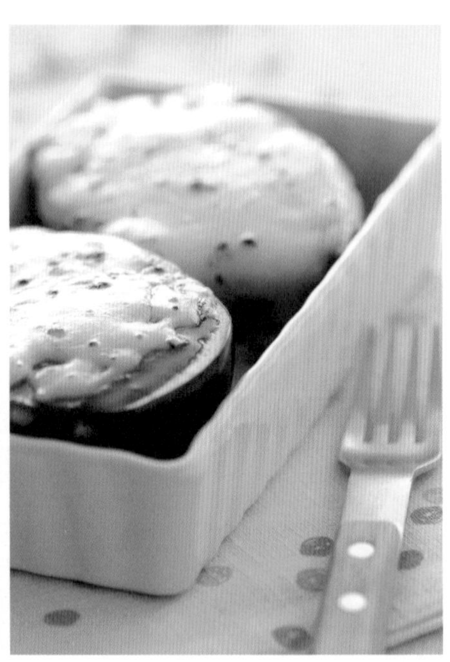

主菜

焗烤甜麵茄子

Olive Oil

材料

日本茄子2條、薑1小條
起司絲200公克

調味料

橄欖油2大匙、甜麵醬2大匙

作法

1. 茄子洗淨、去蒂，一剖為二，斜切兩刀，放入烤盤。
2. 薑洗淨、去皮，切細末；烤箱預熱攝氏一百八十度C，備用。
3. 鍋中加入橄欖油，燒至六成熱，放入薑，以中火爆香，再放入甜麵醬炒香，加入五十CC水煮沸。
4. 甜麵醬汁淋入茄子上，撒上起司絲，放入烤箱烤二十分鐘即可。

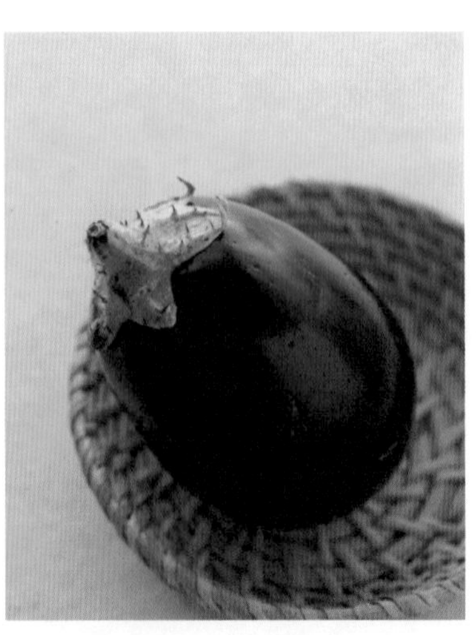

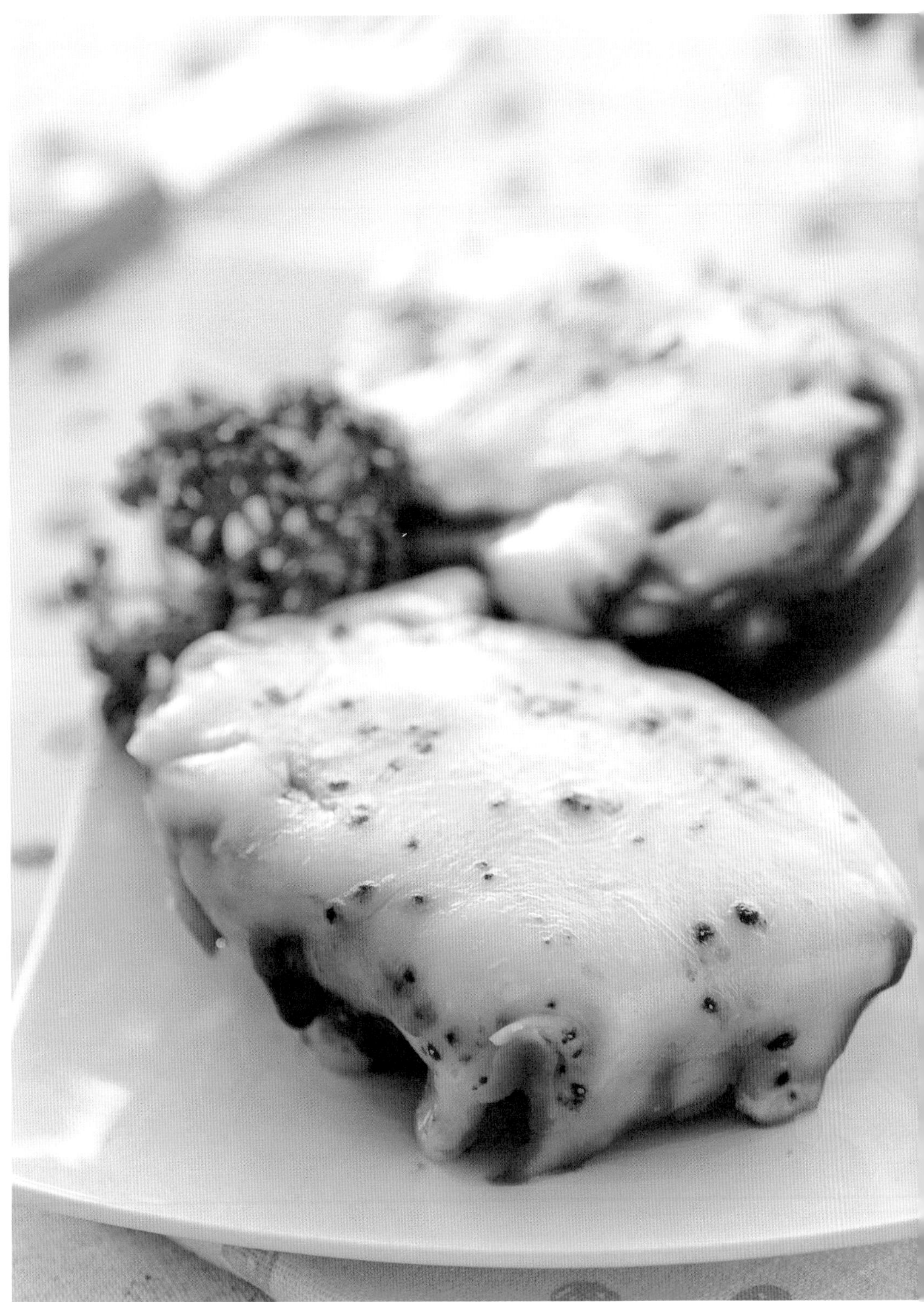

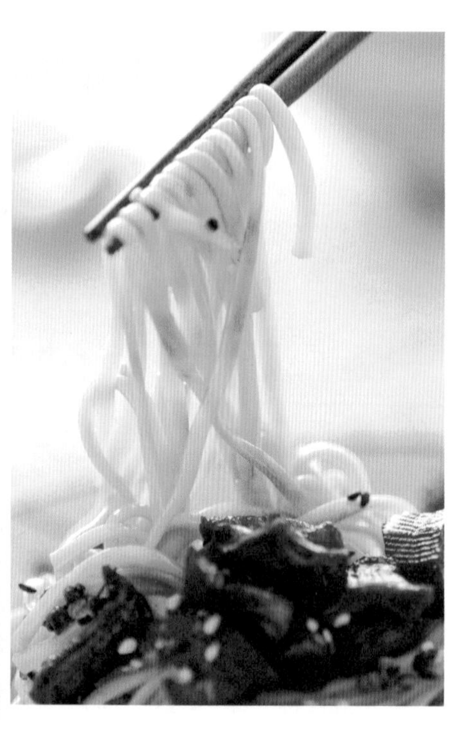

主菜

辣牛肉麵

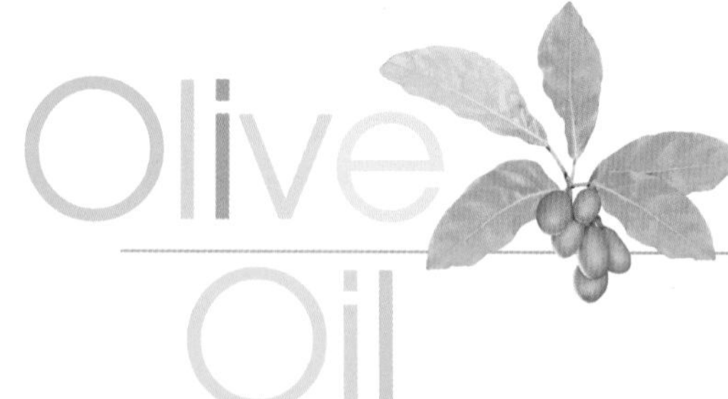

材料

拉麵300公克
香菇蒂200公克
胡蘿蔔200公克
黑白芝麻各2大匙

調味料

A橄欖油2杯、花椒2小匙
香油1大匙

B鹽1小匙、醬油2大匙
辣椒油2大匙、薑汁1大匙

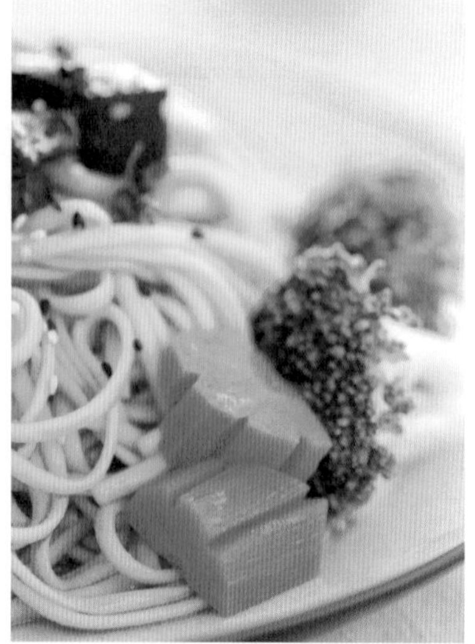

作法

1. 將香菇蒂泡至軟；拉麵放入滾水鍋中煮熟撈起，備用。
2. 胡蘿蔔洗淨去皮後，切丁；花椒以溫水浸泡，取出。
3. 鍋中加橄欖油，待油溫燒至七成熱，放入香菇蒂，炸至浮出油面，撈出瀝油，留油二大匙。
4. 加香菇蒂、胡蘿蔔、調味料B和水二百CC，煨至香菇蒂變軟，入味收汁，即成素牛肉汁。
5. 將麵拌入素牛肉汁，放上香菇蒂，再撒上芝麻、花椒，淋上香油即可上桌。

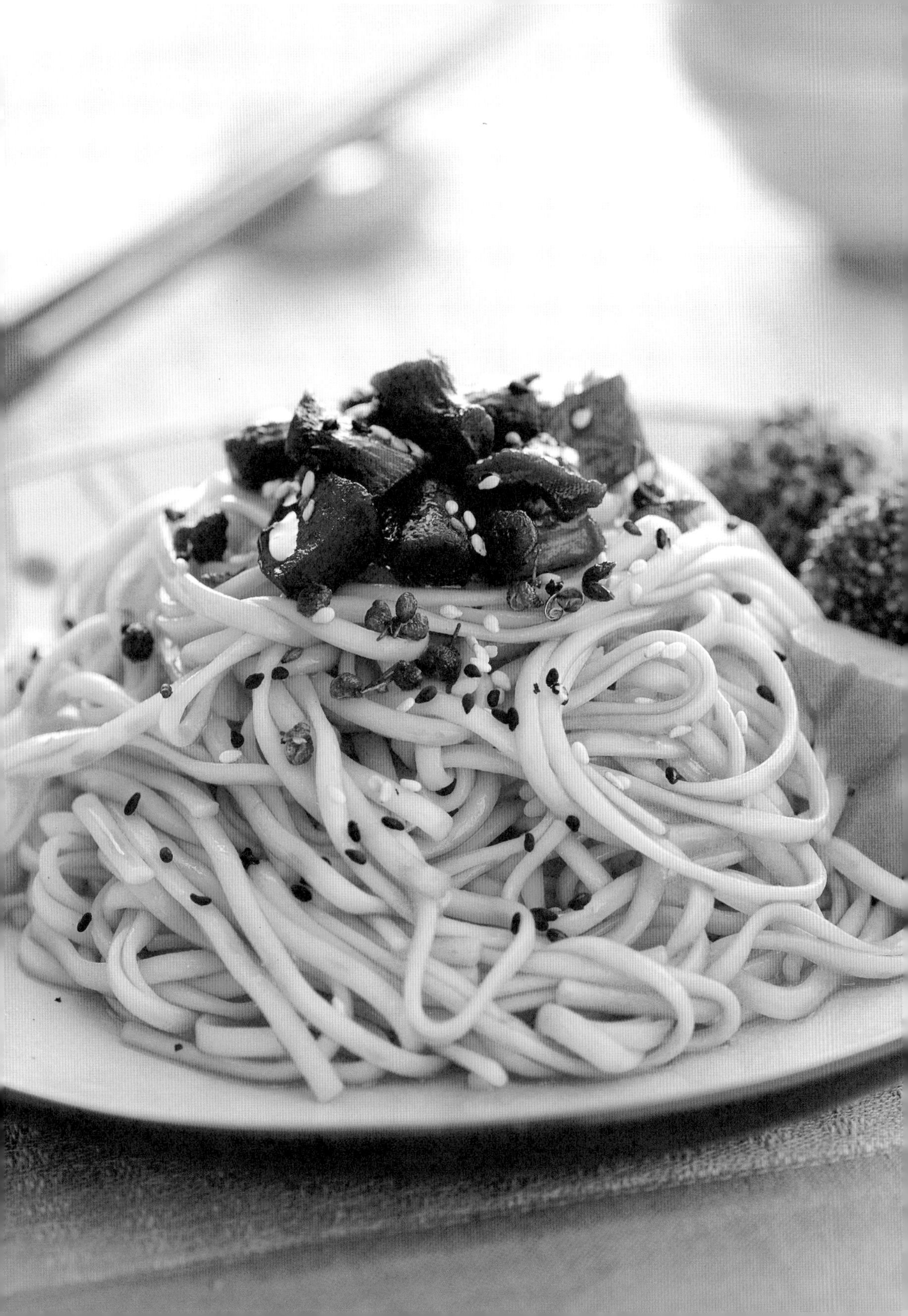

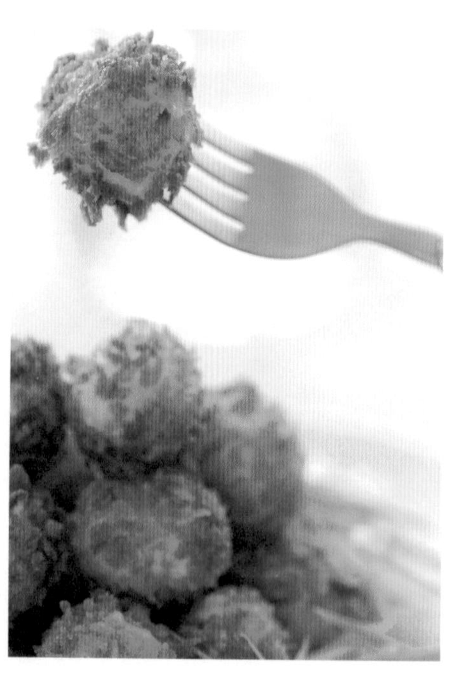

主菜

酥皮黃金蛋

作法

1 將鵪鶉蛋洗淨，瀝乾水分；麵粉加鹽。

2 鵪鶉蛋沾麵粉，放置反潮，沾蛋液，再沾麵包屑。

3 鍋內加橄欖油，燒至五成熱，以中火將丸子逐個入油中炸透，呈金黃色時即可撈出瀝油後裝盤，搭配胡椒鹽、高麗菜絲食用。

材料

鵪鶉蛋250公克
麵粉50公克
麵包屑150公克、雞蛋1顆
高麗菜絲200公克

調味料

橄欖油2杯、黑胡椒鹽2大匙

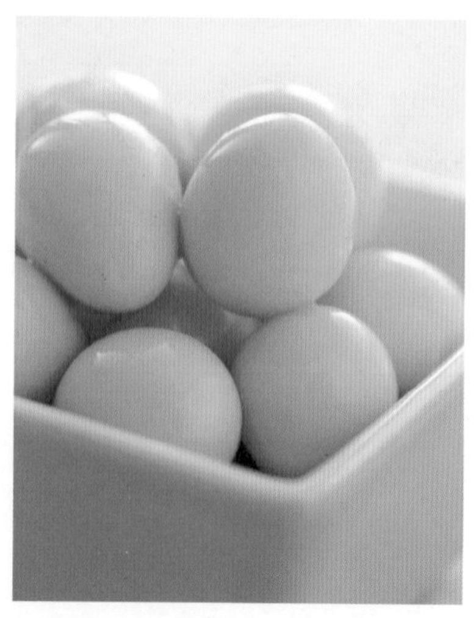

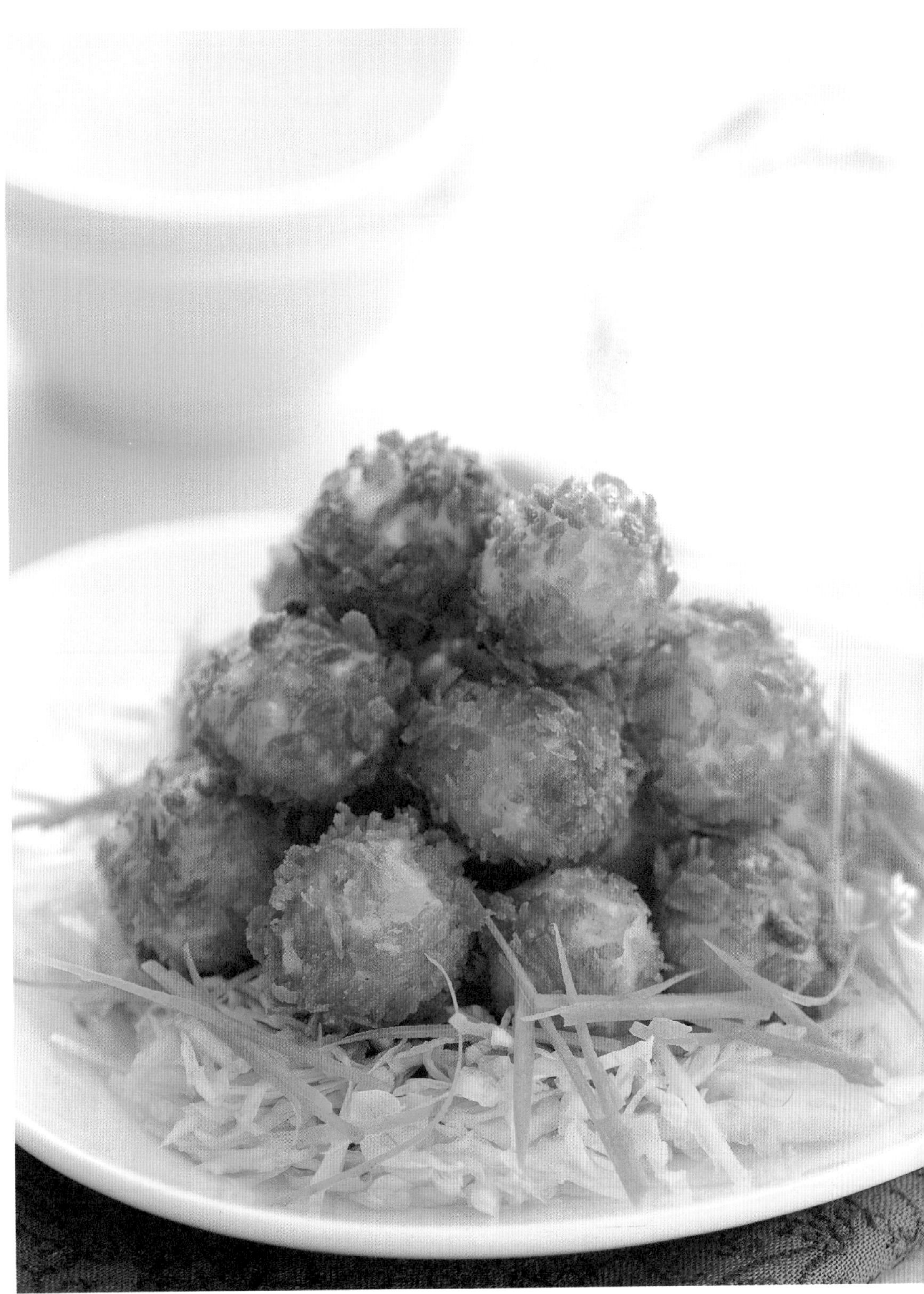

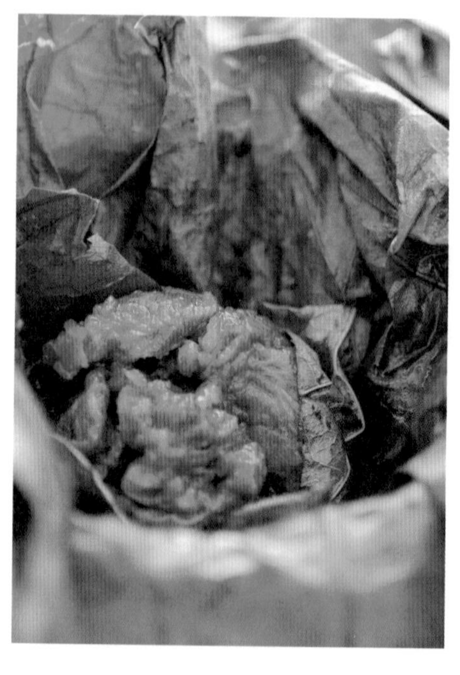

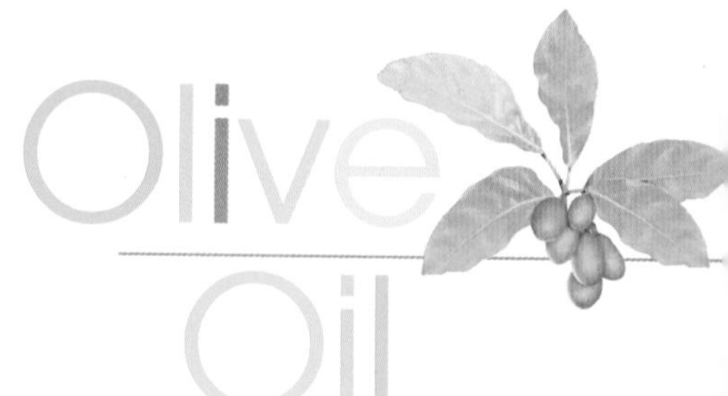

主菜

荷葉肉

材料

麵筋250公克、薑末1/4小匙
高湯250cc、在來米粉3大匙
荷葉60公克、棉繩4條

調味料

橄欖油2大匙、細砂糖1小匙
醬油1大匙
甜麵醬1大匙、香油2小匙

作法

1 鍋中加橄欖油，燒至七成熱，入薑末以中火炒香，再入醬油、細砂糖、高湯和麵筋燒煮。

2 洗淨荷葉，浸泡在水中片刻。

3 每片荷葉（綠面朝下）包一條麵筋，摻入米粉、甜麵醬、香油拌勻，包捲起【圖一、二、三、四】以棉繩綁起，放入電鍋，外鍋加一杯水，蒸二十分鐘取出即可。

包荷葉步驟

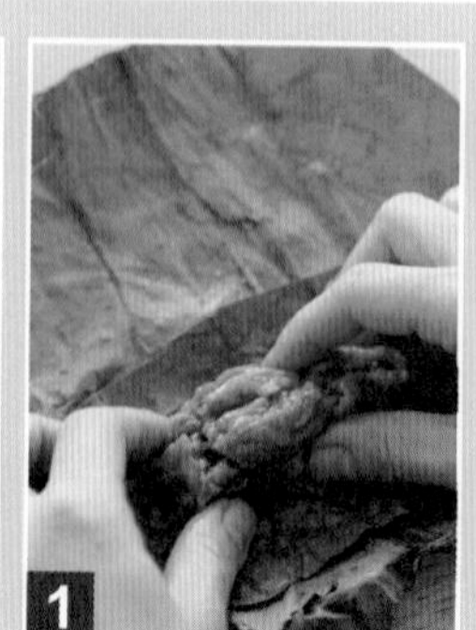

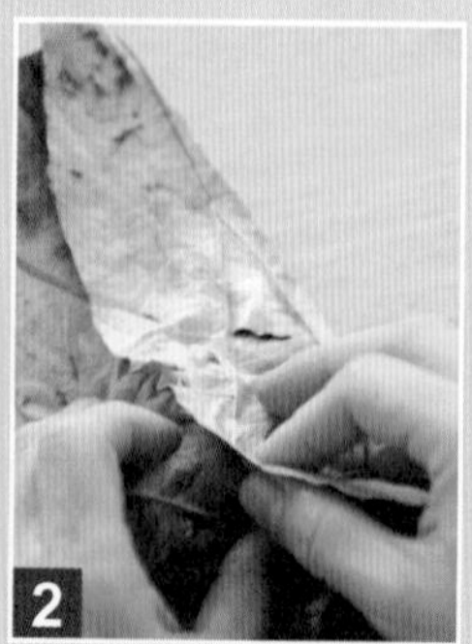

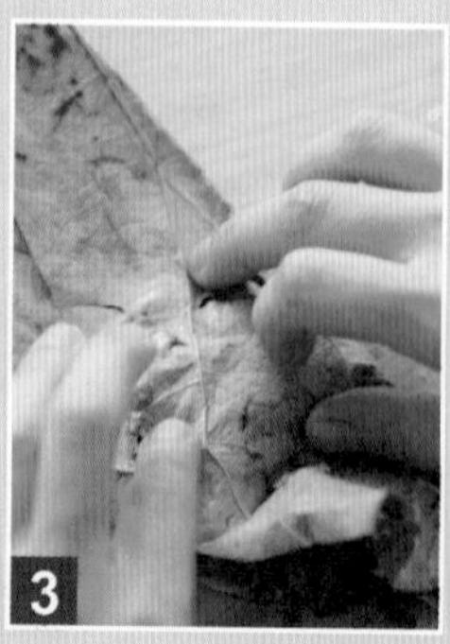

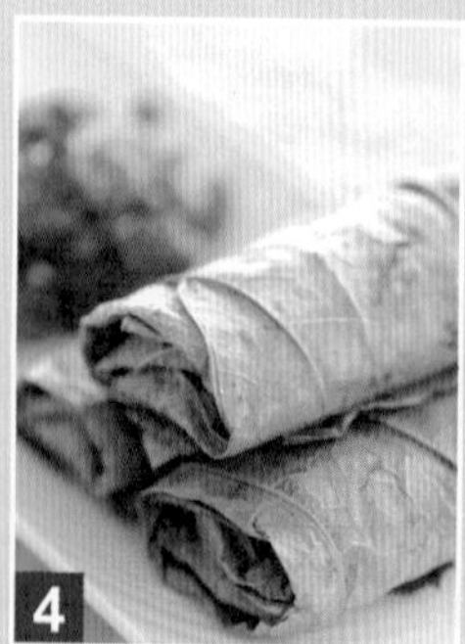

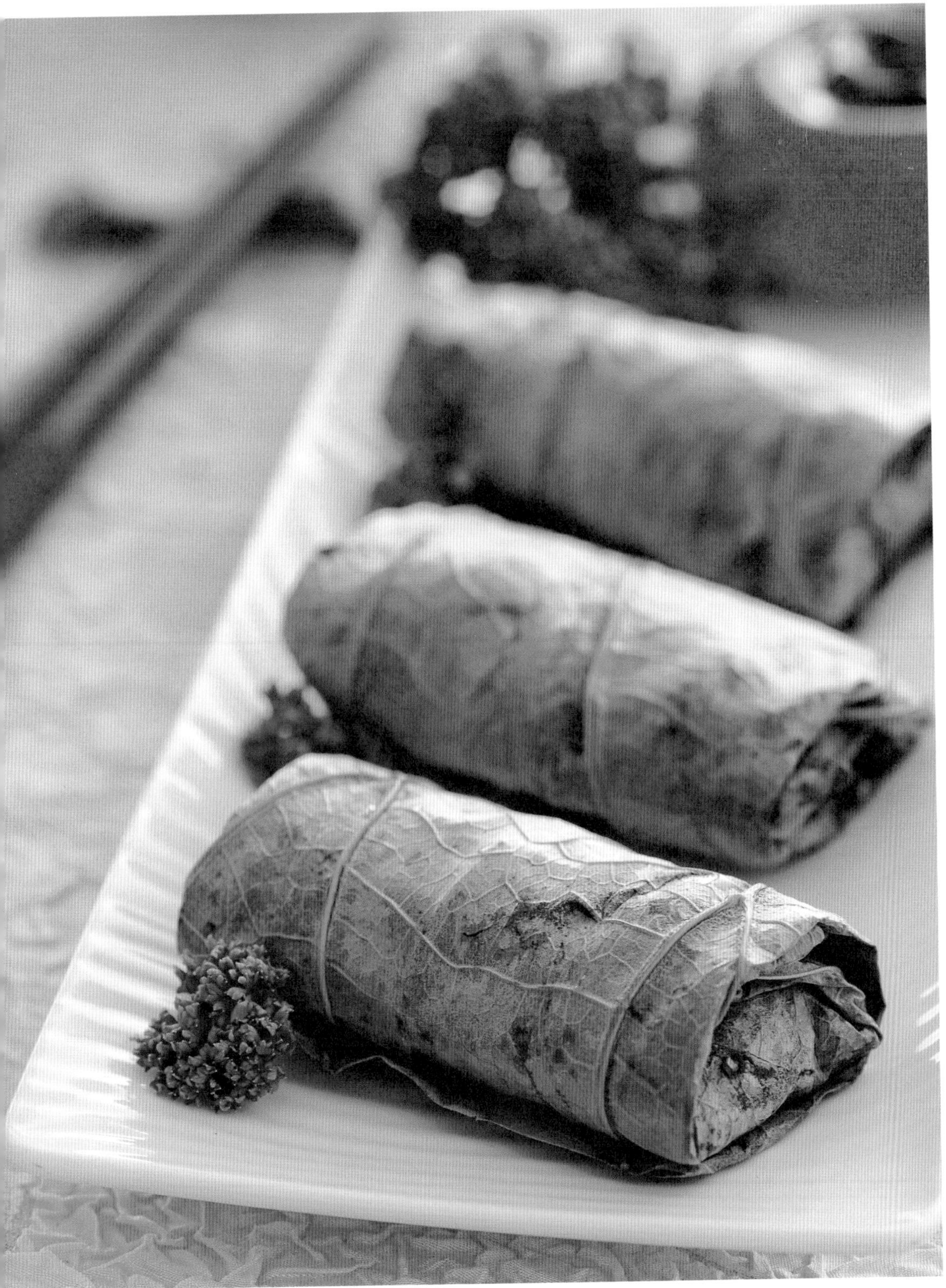

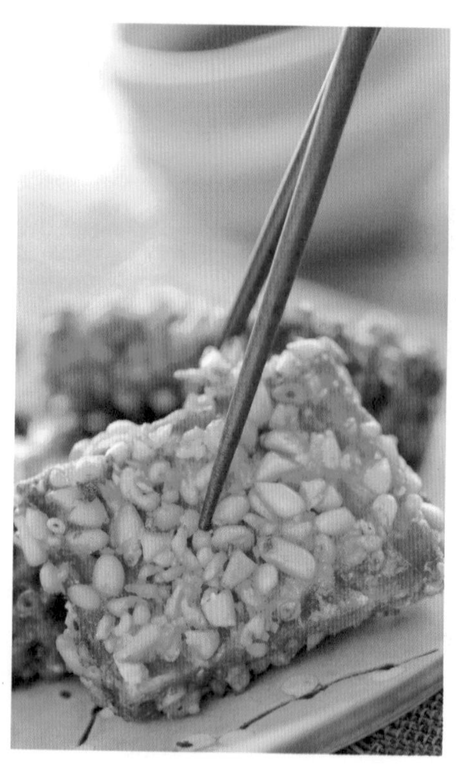

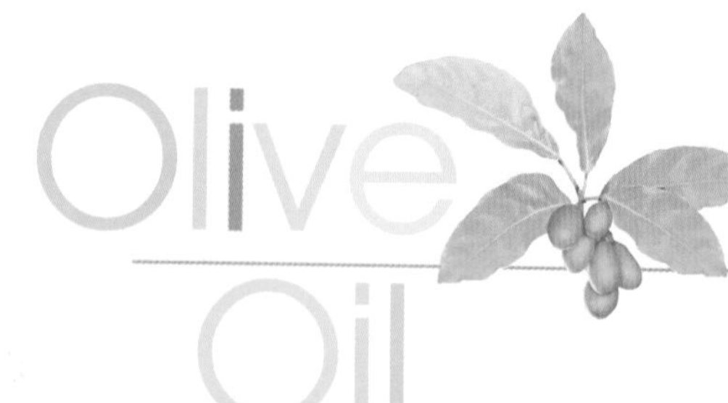

主菜

香煎松子豆腐

材料

百葉豆腐2塊
松子5大匙、蛋白2顆
低筋麵粉50公克

調味料

橄欖油 3杯

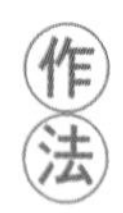

作法

1 豆腐洗淨、切片；松子切碎，備用。

2 豆腐沾上麵粉，放置反潮，再沾蛋白，裹上松子碎。

3 鍋中放入橄欖油燒熱，再放入松子豆腐，以中火兩面炸熟即可。

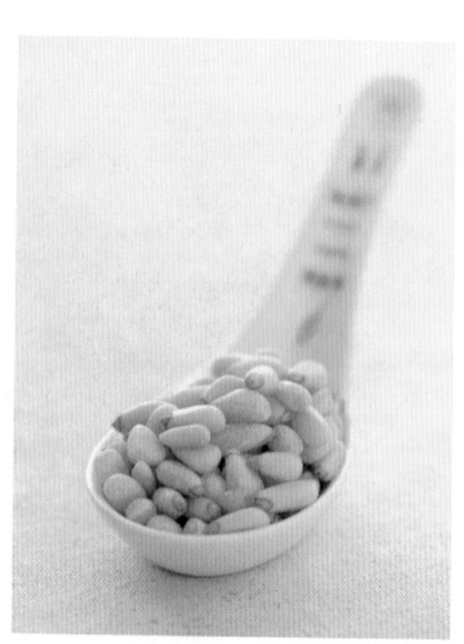

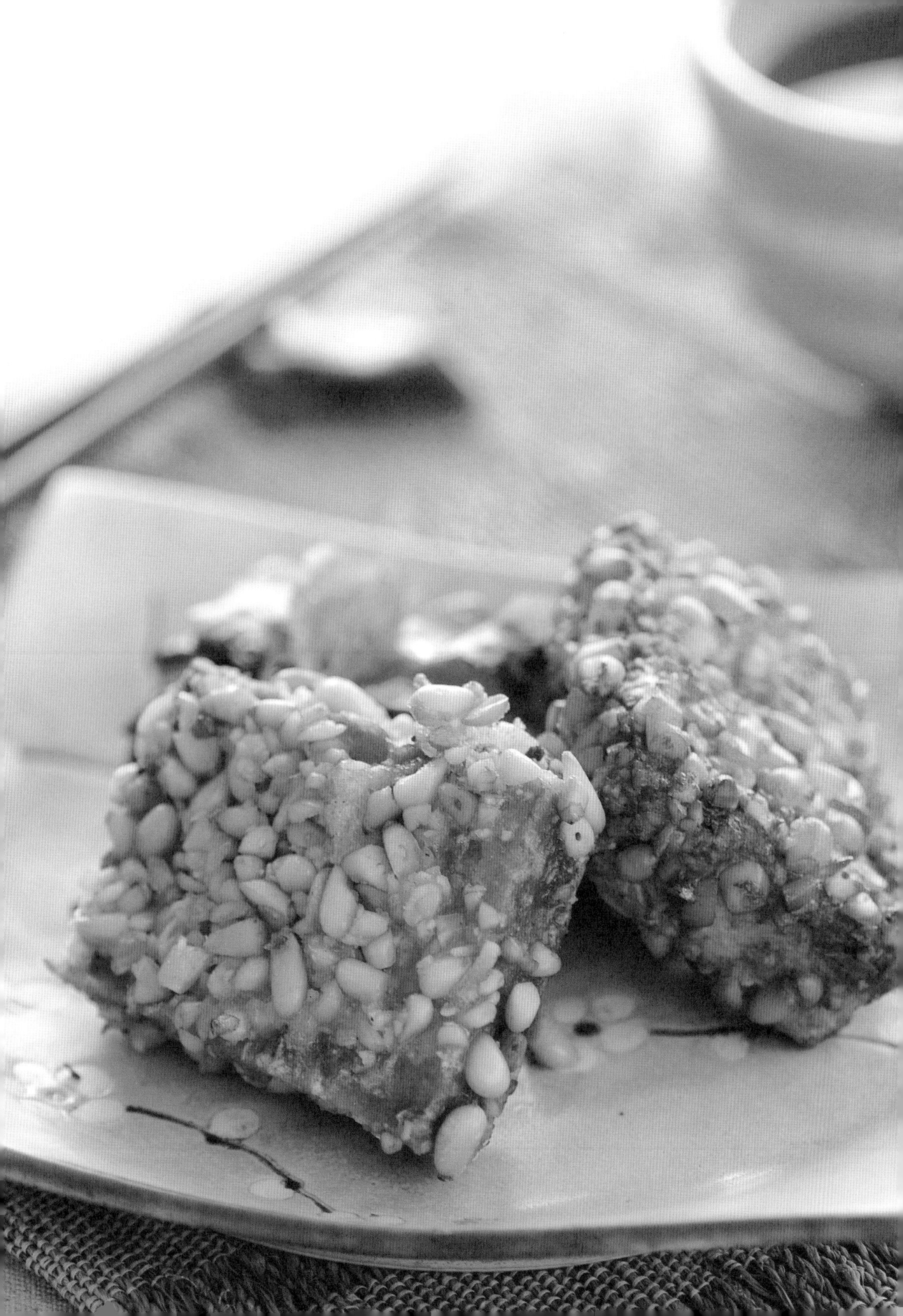

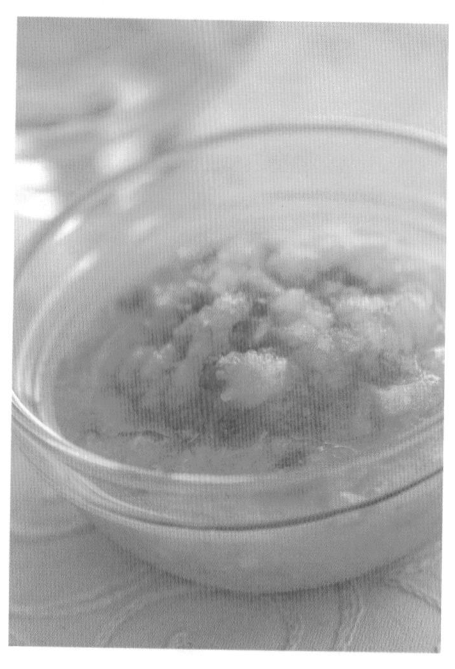

Olive Oil

主菜

奶漬酪梨杏鮑菇

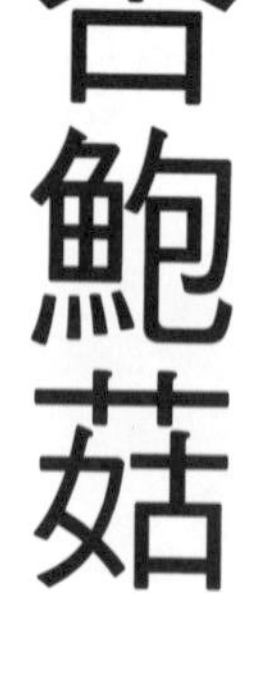

材料

杏鮑菇二條、牛奶少許
麵包粉1杯、乾燥巴西利適量

調味料

橄欖油1大匙、鹽1小匙
胡椒粉少許、辣椒粉1小匙

醬汁

全熟酪梨半個、番茄1個
黃甜椒1/3個

作法

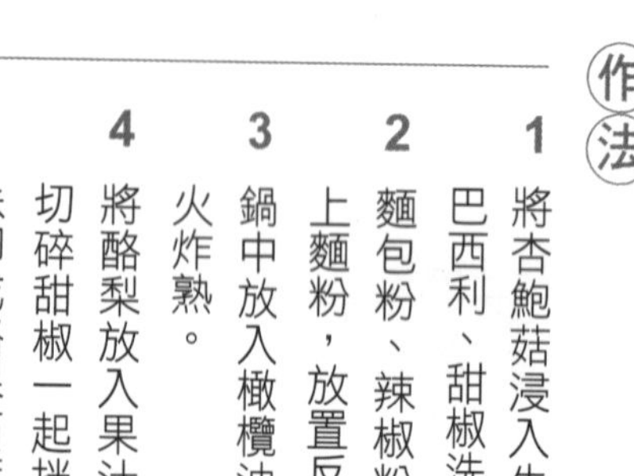

1. 將杏鮑菇浸入牛奶中，以少許鹽、胡椒粉調味；巴西利、甜椒洗淨切碎。
2. 麵包粉、辣椒粉、巴西利碎一起拌勻；杏鮑菇沾上麵粉，放置反潮，再沾蛋白，沾上麵包粉。
3. 鍋中放入橄欖油燒至七分熱，放入杏鮑菇，以中火炸熟。
4. 將酪梨放入果汁機打成泥；番茄洗淨、去蒂，與切碎甜椒一起拌入酪梨泥，並以其餘鹽、胡椒調味即成酪梨沾醬，搭配杏鮑菇食用。

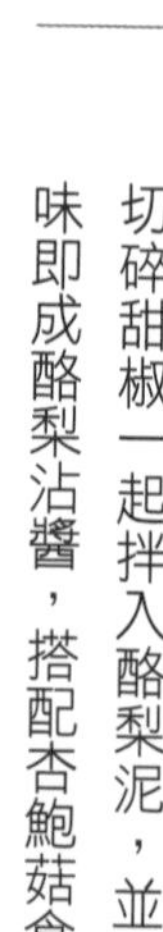

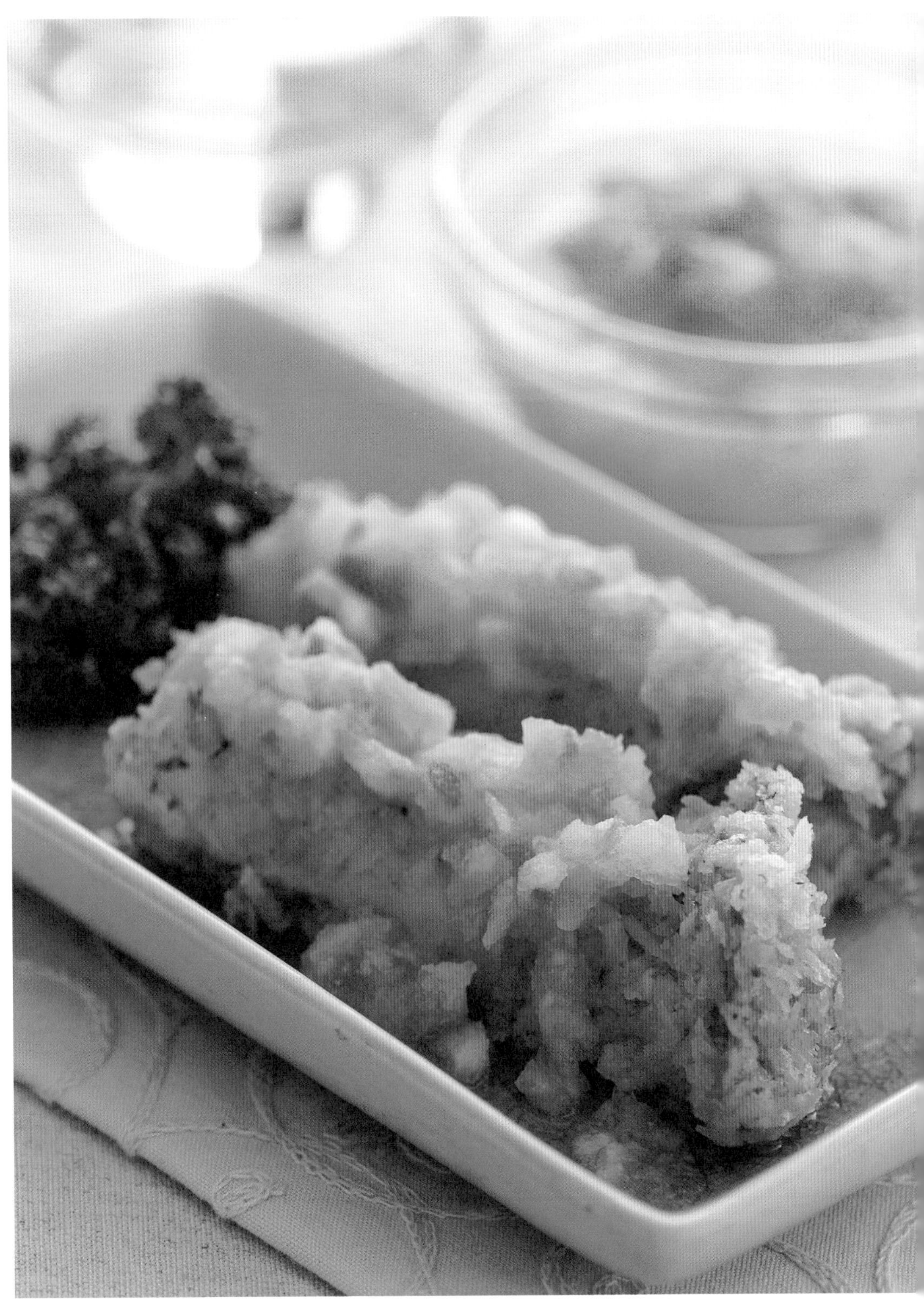

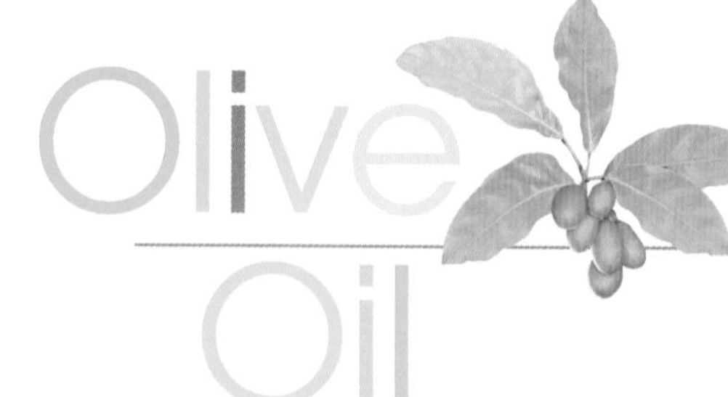

主菜

核桃豆皮條

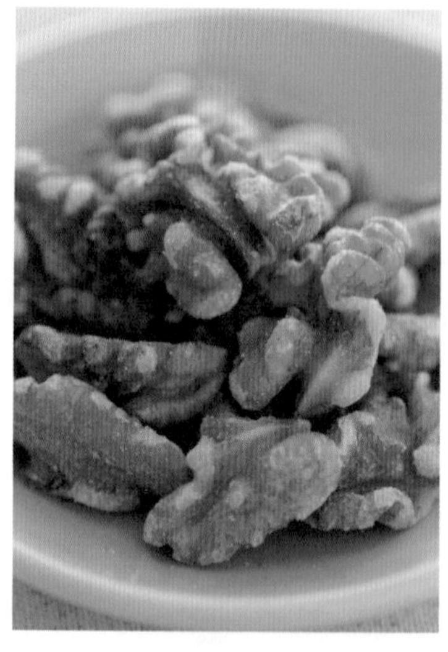

材料

豆皮4片、海苔8片
核桃60公克

麵糊

低筋麵粉1杯、蛋1顆
水1/2杯、鹽1小匙
泡打粉1又1/4小匙

調味料

白芝麻1大匙、醬油 5大匙
蔗糖1大匙

作法

1 麵糊材料混合均勻。
2 豆皮攤開，抹上麵糊，貼上海苔；再抹上麵糊貼上海苔，重複多次，切成長條狀。
3 熱鍋放入橄欖油，放入豆皮條，以中火炸酥，撈起瀝油。
4 把蔗糖放入一百CC水鍋中，以大火煮沸，倒入豆皮條拌炒，調味後，再撒上白芝麻、核桃即成。

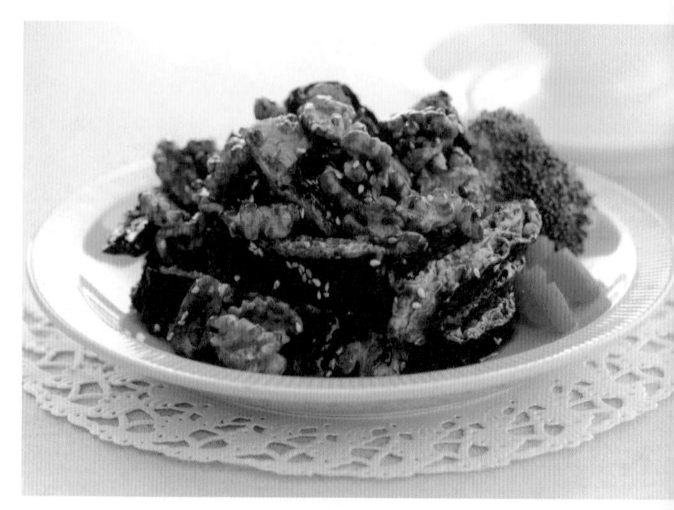

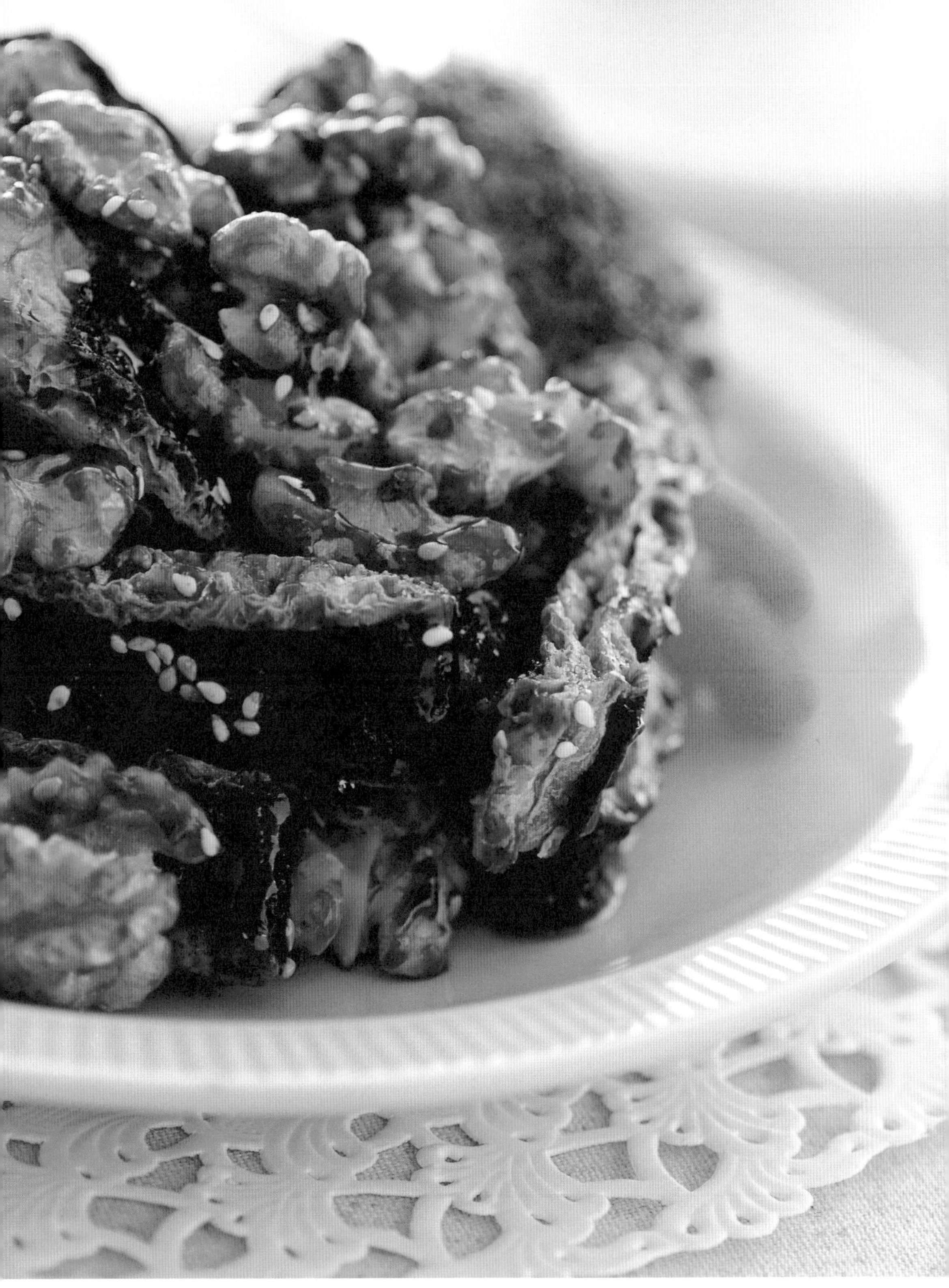

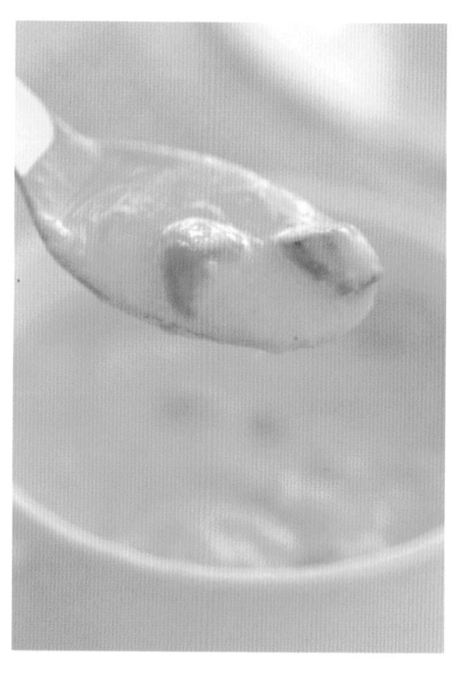

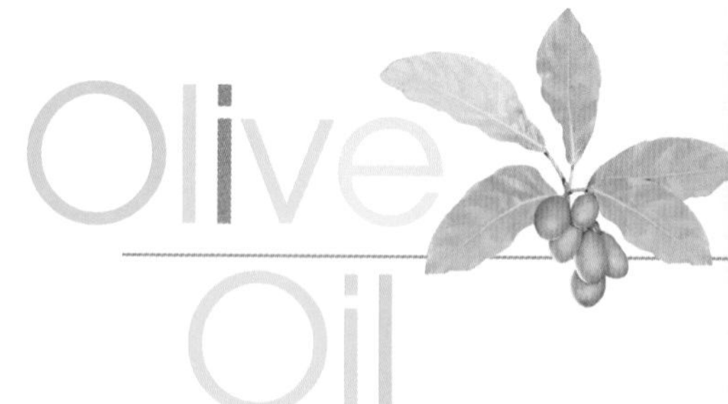

湯類

田園濃湯

材料

高麗菜150公克、豌豆半杯
洋蔥150公克、蘑菇200公克
胡蘿蔔150公克、高湯500cc

調味料

橄欖油1大匙

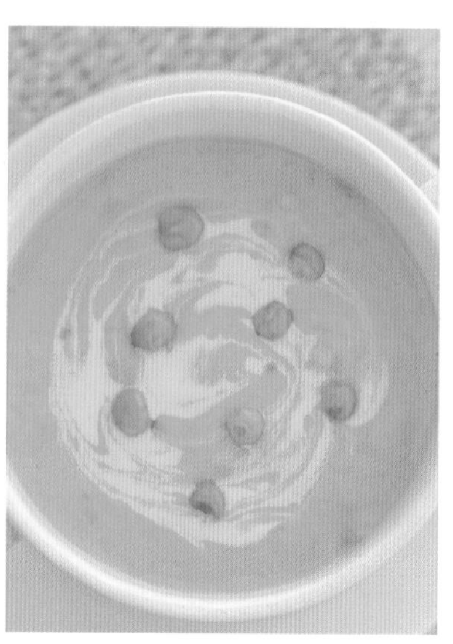

作法

1 高麗菜洗淨，剝小片，與豌豆及二百CC水一起放入果汁機中打成汁，瀝渣留湯汁。將菜汁放入鍋中，加高湯煮沸，熄火浸泡兩小時。

2 洋蔥洗淨，切細碎；胡蘿蔔洗淨、去皮後切小丁；蘑菇洗淨，切細丁。

3 熱鍋加橄欖油，放入洋蔥、胡蘿蔔、蘑菇，炒至蔬菜變軟時，加入蔬菜湯，煮約二十分鐘（需不停攪拌）即可。

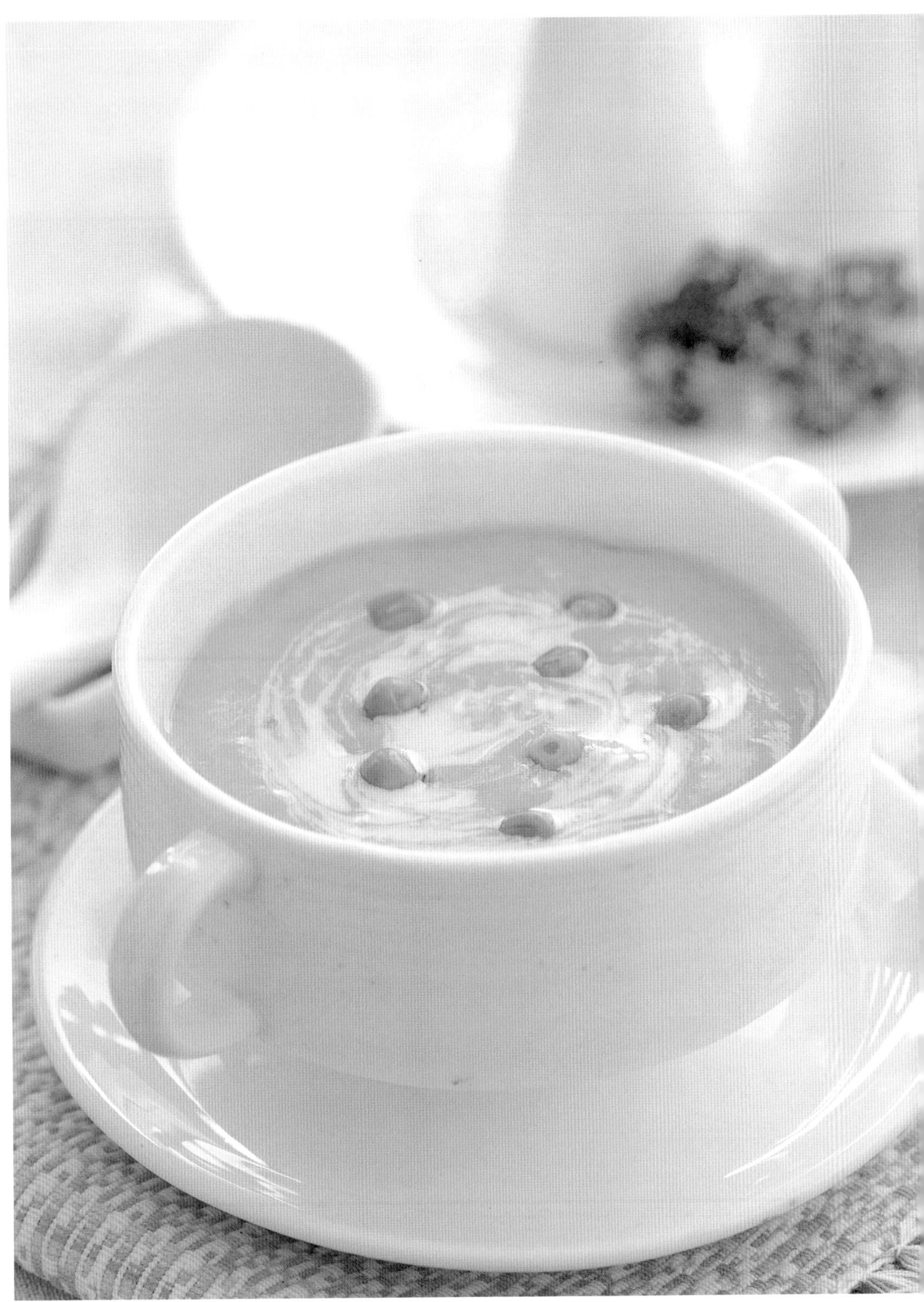

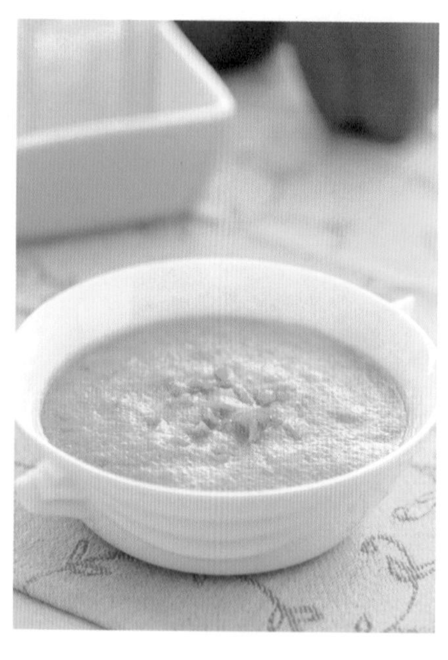

湯類

Olive Oil

蔬菜冷湯

材料

牛番茄2顆、青椒1顆
小黃瓜1條、洋蔥1顆
西洋芹1小株

調味料

黑胡椒少許、鹽1小匙
檸檬汁1大匙

作法

1 番茄、青椒、黃瓜去蒂，與西洋芹一起洗淨，所有材料分別切片。

2 所有蔬菜放入果汁機加五百CC水打成泥汁，瀝去渣留汁，加入調味料調味。

3 放入冰箱冷藏半小時即可。

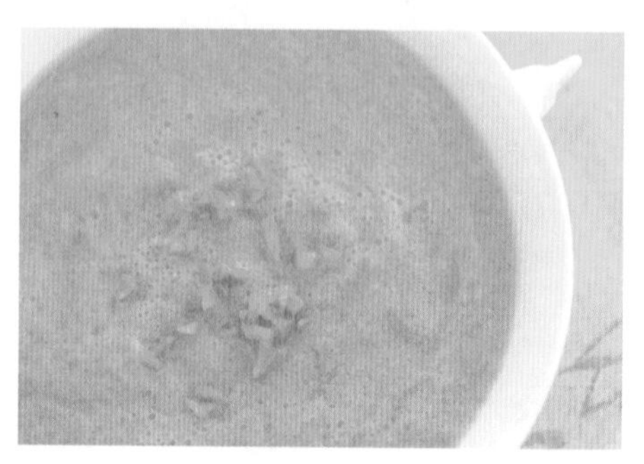

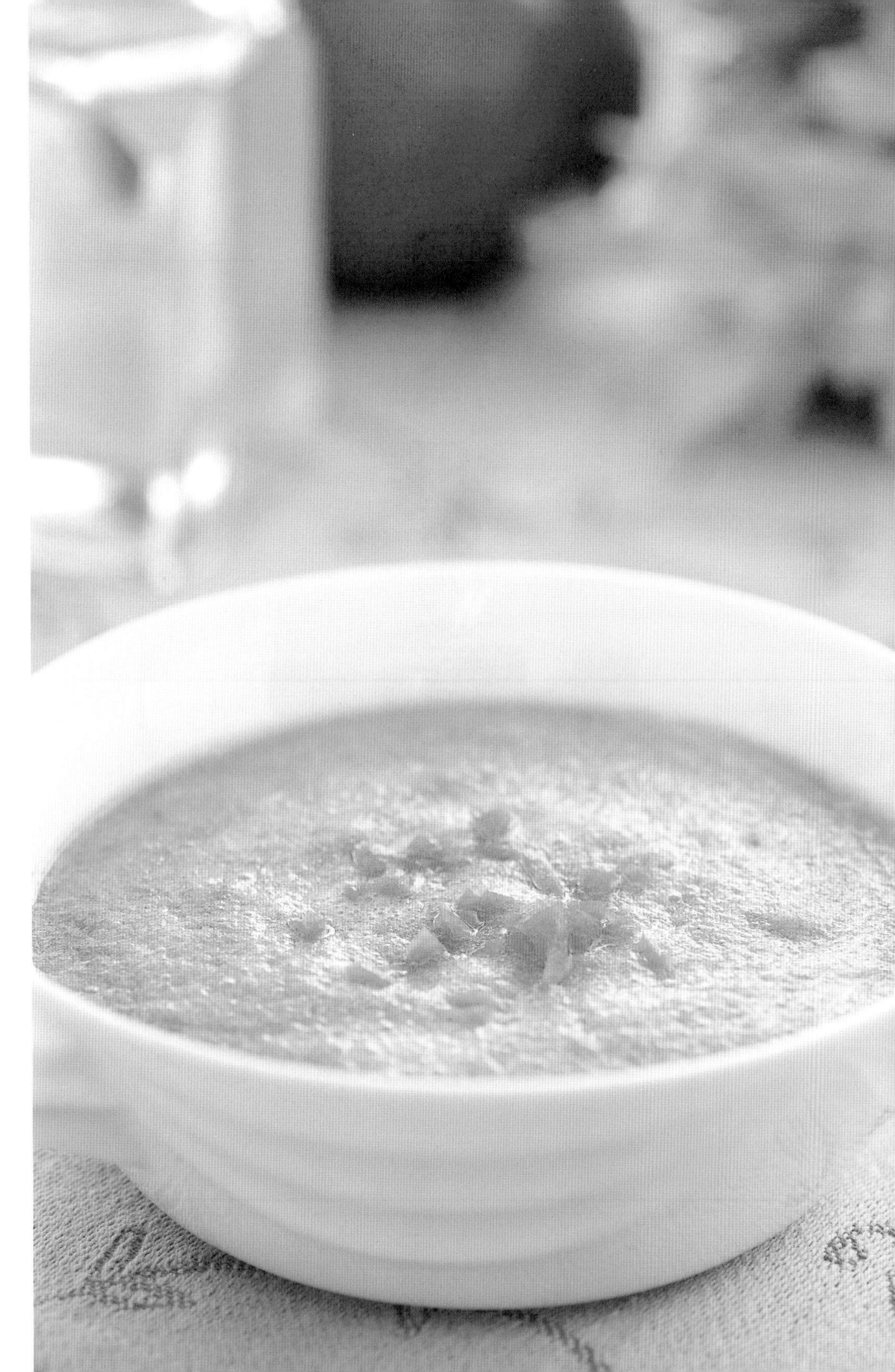

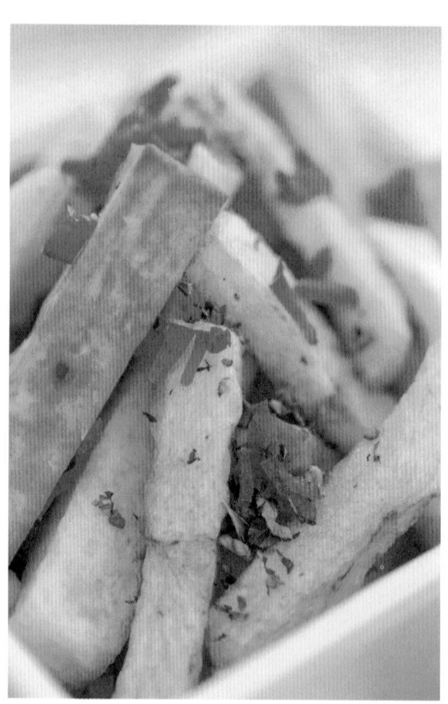

點心

Olive Oil

橄欖油烤薯條

材料

馬鈴薯2顆、地瓜2顆
巴西利末少許、紅辣椒末少許

調味料

橄欖油2小匙、鹽1小匙
黑胡椒粉少許

作法

1 烤箱預熱至一百八十度C。

2 馬鈴薯、地瓜洗淨，削皮後，先切大厚片再切條，兩者加入橄欖油拌勻。

3 烤盤上抹少許橄欖油，將馬鈴薯條、地瓜條平鋪在上面，加入鹽及胡椒粉調味，放入烤箱烤二十五分鐘，至表面金黃略脆，取出。

4 撒上巴西利末及辣椒末即可食用。

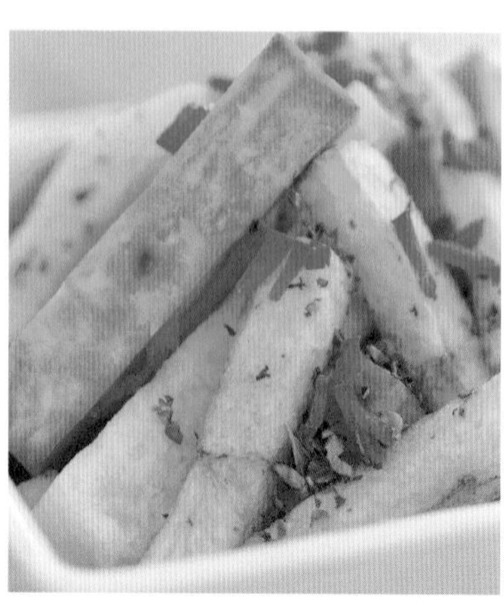

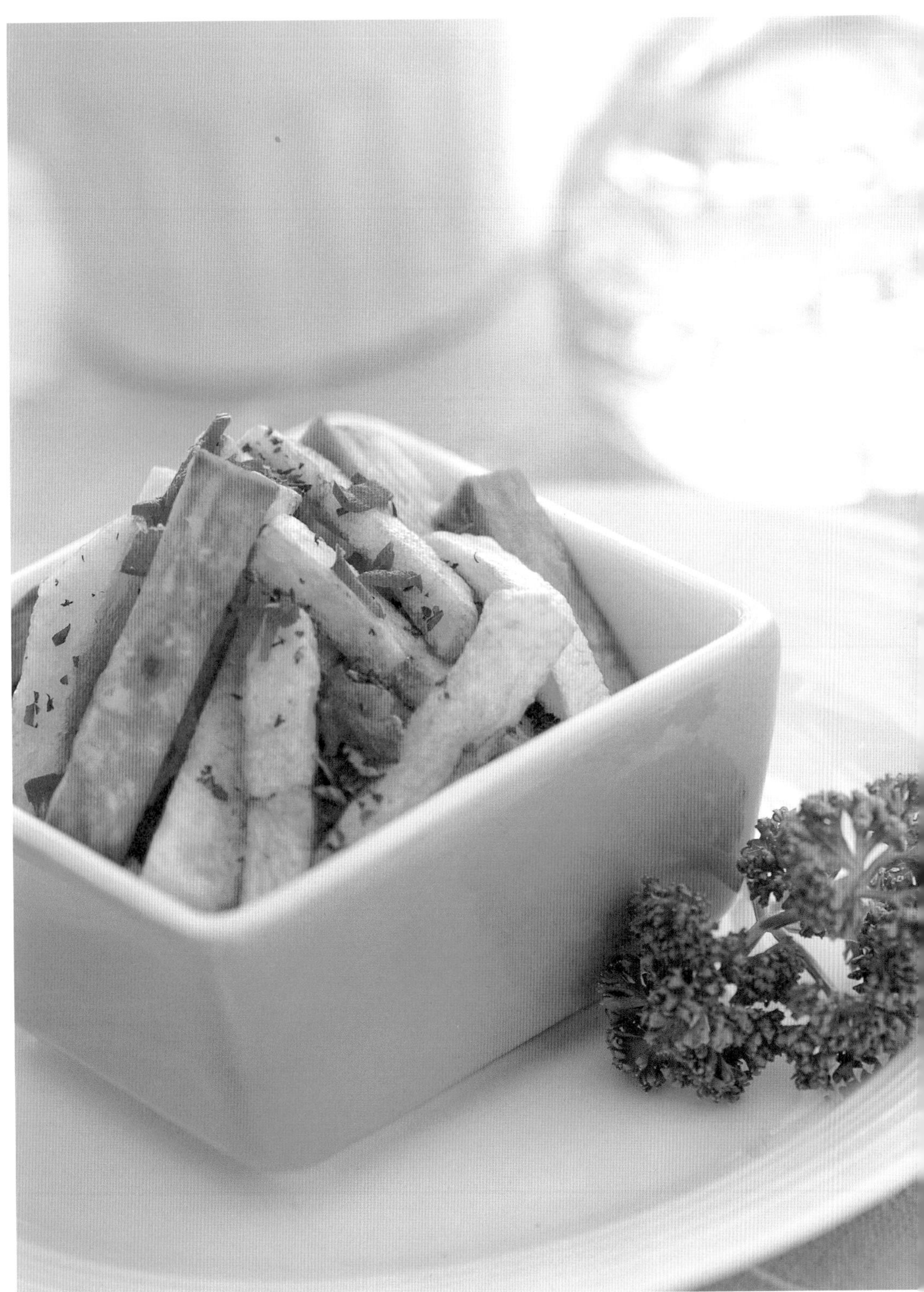

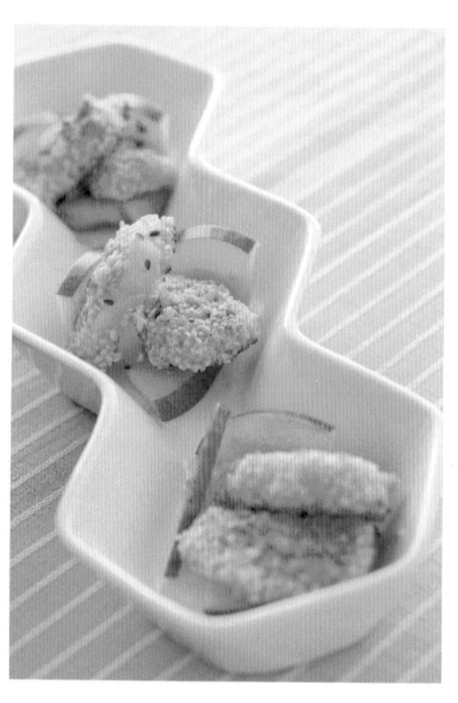

點心

芝麻蘋果

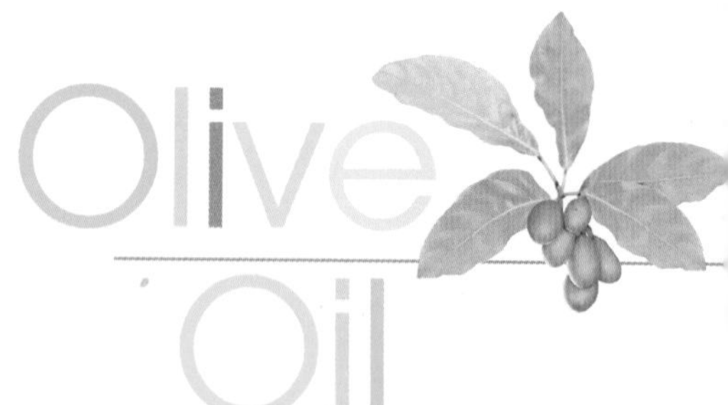

材料

蘋果200公克
白芝麻50公克、蛋白1顆
低筋麵粉100公克

調味料

細砂糖1大匙、橄欖油3杯

作法

1 將蘋果洗淨後切片；芝麻放入盤中；麵粉與糖混合。
2 將蘋果沾上麵粉，放置反潮，再沾蛋白，再沾上芝麻。
3 鍋中加入橄欖油燒熱，放入芝麻蘋果，以中火炸到表面金黃即可取出瀝油食用。

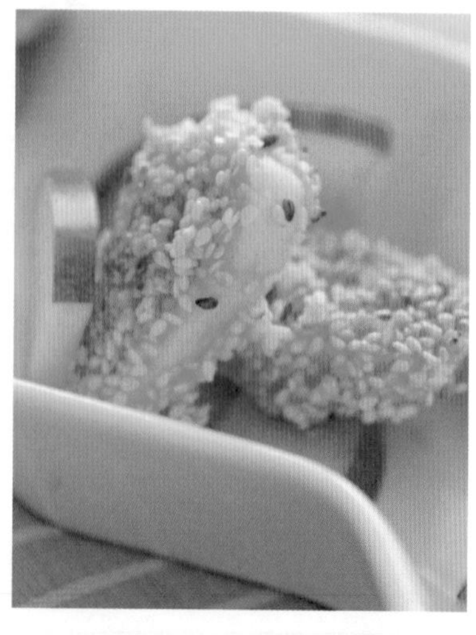

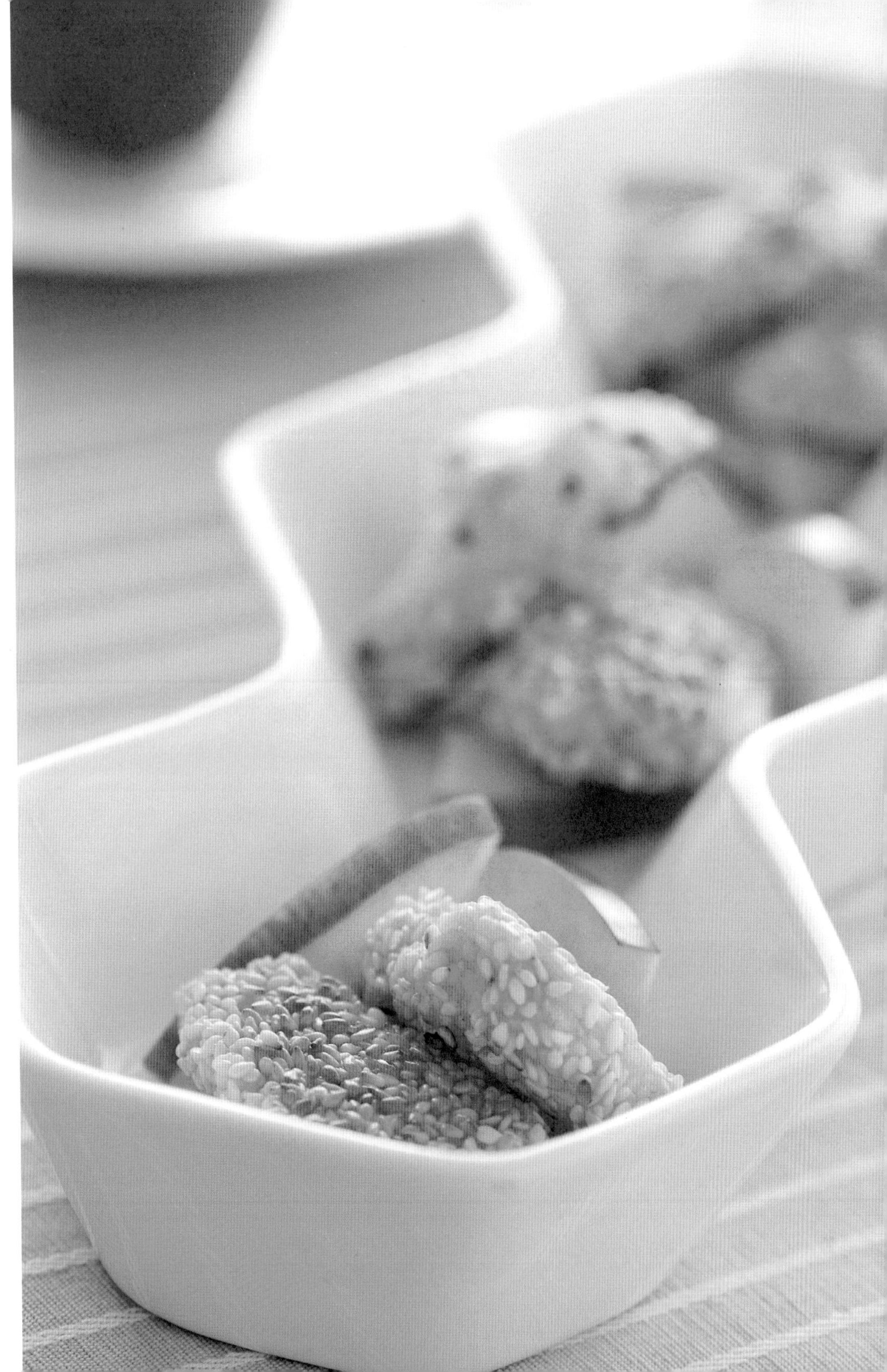

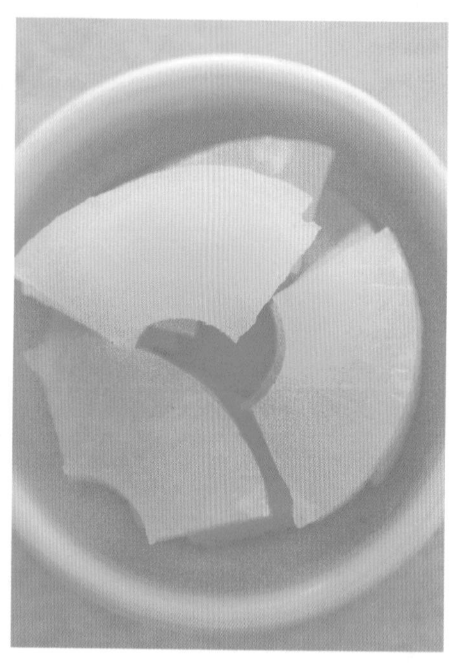

點心

Olive Oil

鳳梨可麗餅

材料

牛奶3/4杯
冷開水3/4杯、蛋3顆
低筋麵粉200公克
奶油30公克、罐頭鳳梨片1/2杯
草莓100公克
罐頭荔枝100 公克

調味料

橄欖油1小匙、鹽少許
玉米粉1小匙
細砂糖2小匙
檸檬汁1小匙

作法

1 牛奶、水、蛋放入調理盆打勻，慢慢加入麵粉，一邊加一邊攪動。

2 奶油放入微波爐煮融，加入麵糊中，再加鹽拌勻。

3 鍋中抹一層橄欖油，舀一匙麵糊，放入鍋中鋪平，兩面煎熟成餅皮。

4 草莓洗淨、去蒂，荔枝去殼、去籽，鳳梨切成小塊。

5 玉米粉、細砂糖、檸檬汁放入鍋中，以小火煮成醬汁，放入水果拌勻，舀一大匙在煎好的餅上包捲起即可。

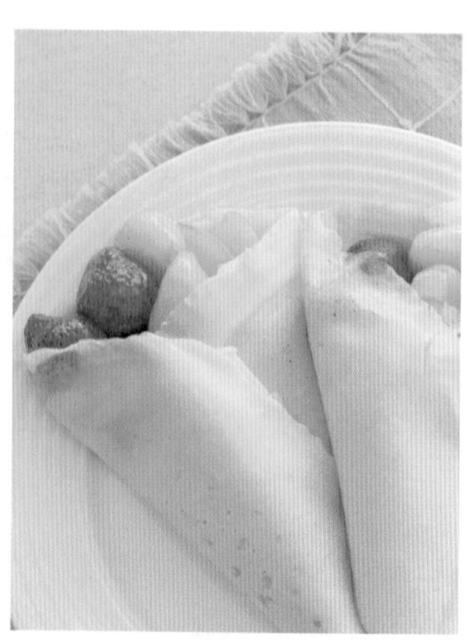

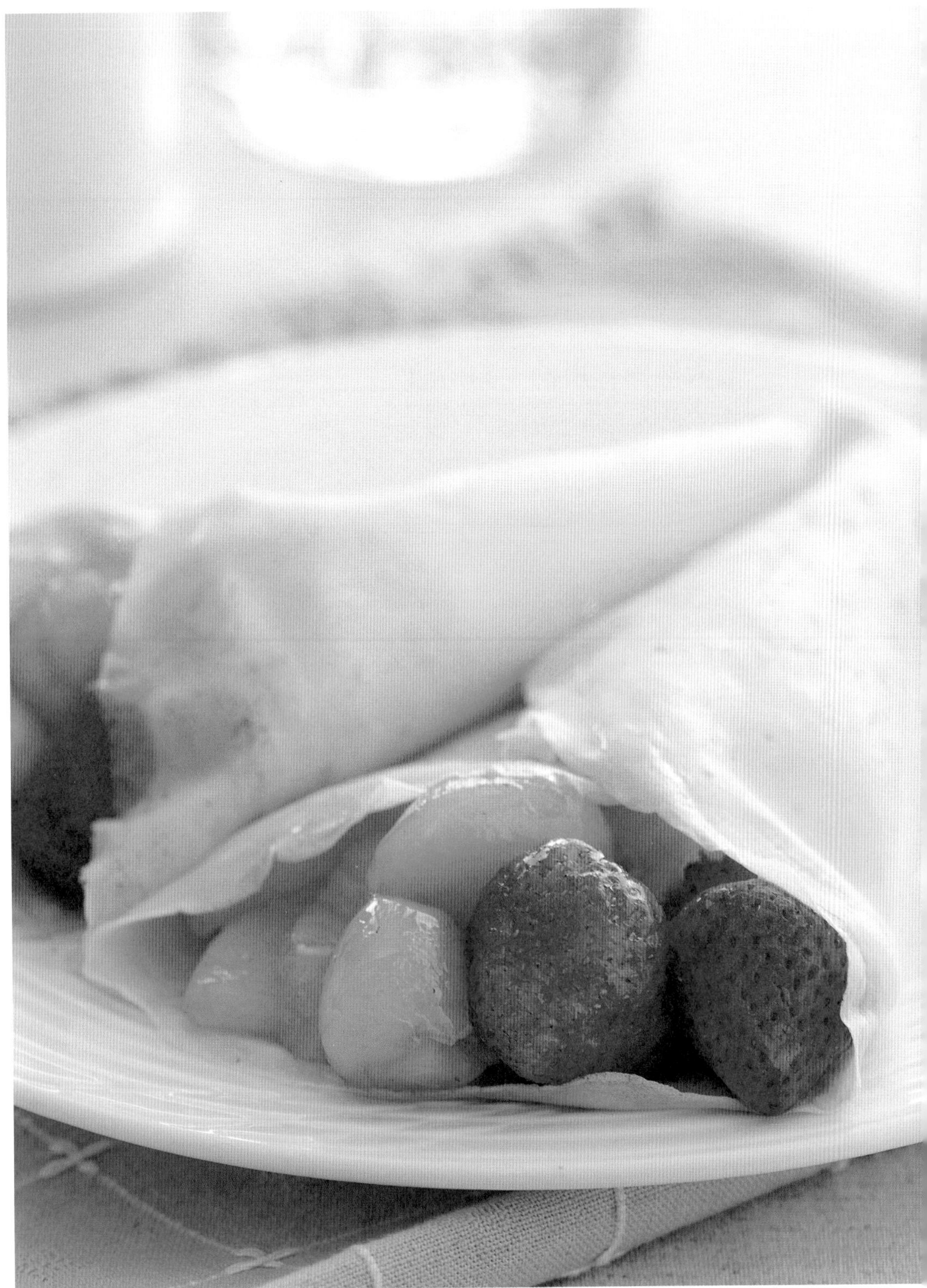

國家圖書館出版品預行編目資料

最天然的食用油：橄欖油 / 養沛文化編輯部著.
-- 初版.-- 新北市：養沛文化館,
2011.06
面； 公分. -- (SMART LIVING養身健康觀；31)
ISBN 978-986-6247-24-8(平裝)
1.橄欖油 2.健康飲食

411.3　　100009619

【SMART LIVING養身健康觀】31

最天然的食用油：橄欖油

作　　者／養沛編輯部策劃編輯
發 行 人／詹慶和
總 編 輯／蔡麗玲
執行編輯／林昱彤
編　　輯／蔡竺玲・陳瑾欣・黃薇之
文　　字／何錦雲
食譜製作／王景茹
攝　　影／賴光煜
美術設計／陳麗娜
出 版 者／良品文化
發 行 者／雅書堂文化事業有限公司
郵政劃撥帳號／18225950
戶　　名／雅書堂文化事業有限公司
地　　址／新北市板橋區板新路206號3樓
網　　址／www.elegantbooks.com.tw
電子信箱／elegant.books@msa.hinet.net
電　　話／（02）8952-4078
傳　　真／（02）8952-4084

2011年6月初版一刷　定價280元

總經銷／朝日文化事業有限公司
進退貨地址／新北市中和區橋安街15巷1號7樓
電話／（02）2249-7714　傳真／（02）2249-8715
星馬地區總代理：諾文文化事業私人有限公司
新加坡／Novum Organum Publishing House（Pte）Ltd.
20 Old Toh Tuck Road, Singapore 597655.
TEL：65-6462-6141　FAX：65-6469-4043
馬來西亞／Novum Organum Publishing House（M）Sdn. Bhd.
No. 8, Jalan 7/118B, Desa Tun Razak, 56000 Kuala Lumpur, Malaysia
TEL：603-9179-6333　FAX：603-9179-6060

Olive
Oil